ESSAI

DE

PNEUMOGRAPHIE

POUR SERVIR A L'ÉTUDE

DES MALADIES DES ENFANTS

PAR

Gabriel MOCQUOT,

Docteur en médecine de la Faculté de Paris,
Ancien aide-médecin auxiliaire de la marine (1870-71),
Ancien externe des hôpitaux de Paris,
Médaille de bronze de l'Assistance publique,
Membre correspondant de la Société anatomique.

Avec 24 tracés dans le texte.

PARIS

A. PARENT, IMPRIMEUR DE LA FACULTÉ DE MÉDECINE

RUE MONSIEUR-LE-PRINCE, 29-31

1875

ESSAI

DE

PNEUMOGRAPHIE

POUR SERVIR A L'ÉTUDE

DES MALADIES DES ENFANTS

PAR

Gabriel MOCQUOT,
Docteur en médecine de la Faculté de Paris,
Ancien aide-médecin auxiliaire de la marine (1870-71),
Ancien externe des hôpitaux de Paris,
Médaille de bronze de l'Assistance publique,
Membre correspondant de la Société anatomique.

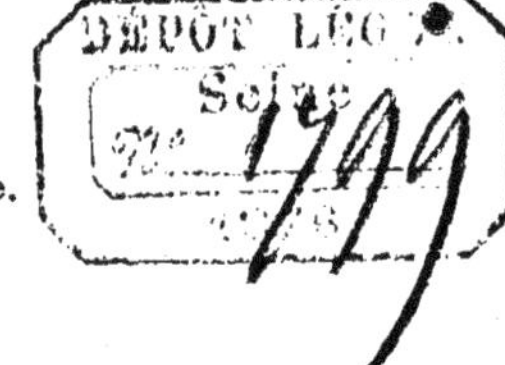

Avec 24 tracés dans le texte.

PARIS
A. PARENT, IMPRIMEUR DE LA FACULTÉ DE MÉDECINE
RUE MONSIEUR-LE-PRINCE, 29-31

1875

ESSAI

DE

PNEUMOGRAPHIE

POUR SERVIR A L'ÉTUDE

DES MALADIES DES ENFANTS

INTRODUCTION.

Lorsque nous avons commencé nos recherches sur la pneumographie, nous n'avions d'autre but que d'étudier les tracés de la respiration et leurs principales modifications dans un certain nombre de maladies de l'enfance. Mais avant il fallait bien connaître les tracés de respiration obtenus chez des enfants sains, et quelle influence pouvaient avoir sur eux un certain nombre de phénomènes physiologiques, car sans cela nous nous serions heurté à des difficultés insurmontables. En outre, chez les enfants, il est impossible de modifier à son gré les expériences, ce qui est cependant indispensable pour pouvoir analyser les résultats obtenus. Car comment savoir sans cela quelle part devait être attribuée à la maladie, ou à tel ou tel phénomène purement physiologique.

C'est alors que nous avons été amené à reprendre l'étude graphique de la respiration chez l'homme adulte, puisque d'après Beau et Maissiat son type respiratoire est le même que celui de l'enfant. Guidé dans nos recherches par les travaux de nos deux maîtres, MM. Marey et Bert, nous avons pu glisser sur un certain nombre de faits pour ne nous arrêter que sur ceux dans lesquels nous obtenions des résultats complètement nouveaux ou qui n'étaient pas absolument d'accord avec ce que l'on admettait jusqu'à présent.

Nous ne nous sommes pas dissimulé les difficultés que nous aurions à vaincre dans le cours de cette étude. Nous ne l'avons entreprise que parce que nous étions sûr de pouvoir toujours compter sur les excellents conseils de M. le professeur Marey qui avait bien voulu déjà, avec la plus extrême obligeance, mettre son laboratoire à notre disposition. Nous sommes heureux de pouvoir lui en témoigner ici toute notre reconnaissance.

La partie de ce travail qui a trait à la respiration des enfants a été faite à l'hospice des Enfants-Assistés, et particulièrement dans le service de M. le Dr Parrot. Qu'il nous soit permis de lui adresser aussi nos bien sincères remerciements, pour la bienveillance qu'il nous a toujours témoignée. Il a bien voulu nous communiquer toutes les observations des malades dont nous avons eu besoin.

Le plan de cette étude est simple. Dans la première partie nous étudions quelques modifications apportées aux tracés de la respiration chez l'adulte, par l'effet de certains actes physiologiques. Dans la seconde partie, nous nous occupons des tracés de la respiration chez les enfants sains et de quelques-unes des causes, toujours physiologiques, qui peuvent les faire changer. Enfin la troisième partie a pour but l'étude des tracés respiratoires dans quelques affections de l'enfance. Mais les résultats auxquels nous sommes arrivé dans cette partie de notre travail sont tellement complexes que nous serons forcé de nous tenir dans la plus grande réserve et souvent d'énoncer simplement les faits sans chercher à les interpréter. Car bien que nous ayons pris un nombre considérable de tracés, ce nombre est encore insuffisant sinon pour exposer ce qu'on observe le plus souvent, au moins pour formuler des règles absolues. Mais nous en sommes convaincu et les résultats auxquels nous sommes arrivé, quoique incomplets. nous le prouvent cependant, le pneumographe pourra devenir extrêmement utile pour le diagnostic. Il sera pour les maladies du poumon ce que le sphygmographe est maintenant pour les maladies du cœur.

PREMIÈRE PARTIE

Etude de la respiration chez l'adulte.

CHAPITRE Ier

GÉNÉRALITÉS ; MÉTHODE OPÉRATOIRE

La méthode graphique est la seule dont nous nous soyons servi dans tout le cours de cette étude. Elle est maintenant d'un usage tellement journalier pour toutes les recherches physiologiques que nous nous dispenserons de la décrire; nous ne pourrions du reste que répéter ce qu'en a dit M. Marey qui l'a surtout vulgarisée. Dans ses ouvrages, se trouve encore la description des appareils nécessaires pour l'appliquer à l'étude de la respiration. Ce sont le pneumographe, les tambours à levier, les tubes en caoutchouc comme appareils de transmission et enfin le cylindre enregistreur. Nous avons, dans quelques expériences, étudié le mouvement de l'air au moyen d'une cloche ; mais nous ne nous sommes servi le plus souvent que du pneumographe, parce que c'est actuellement le seul appareil explorateur qui puisse entrer dans la pratique, à cause de la facilité de son mode d'application.

L'emploi de cet instrument repose sur deux faits, dont la démonstration est due à M. Marey. M. Marey a d'abord prouvé que le pneumographe donnait la représentation exacte de la quantité d'air en mouvement pendant la respiration. Pour cela, il a pris simultanément le tracé de la respiration avec le pneumographe, et avec une muselière communiquant avec un vaste réservoir à air parfaitement clos, et mis en rapport avec un tambour à levier. Les deux tracés ainsi obtenus étant parfaitement identiques, il en a conclu à bon droit que le tracé fourni par le pneumographe était la représentation exacte de la respiration. Mais quel est pour cela le point du thorax où l'instrument doit être appliqué? M. Marey a encore prouvé qu'à l'état physiologique et dans le cas de respiration normale, la dilatation thoracique était cubique, et que par conséquent le pneumographe pouvait être appliqué en un point quelconque du thorax. Il résulte enfin de ses recherches, que les mouvements thoraciques et ceux de l'abdomen sont les mêmes pendant la respiration. Pour cela, il a pris simultanément avec deux pneumographes les tracés du thorax et de l'abdomen; ces deux tracés étaient parfaitement semblables.

Tels sont les faits démontrés par M. Marey; ils n'ont trait qu'à la respiration normale de l'adulte; et nous verrons qu'un certain nombre de causes physiologiques ou pathologiques peuvent détruire cette similitude des tracés. On peut même voir deux pneumographes placés en deux points différents soit du thorax, soit de l'abdomen, donner deux tracés qui ne sont pas parfaitement semblables. D'où l'importance de bien préciser les points où nous appliquerons les appareils dans le cours de nos recherches. Le pneumographe thoracique sera toujours appliqué à la partie moyenne du sternum, c'est-à-dire au niveau de la cinquième côte à peu près, et le pneumographe abdominal au niveau de l'ombilic. Le choix de ces points spéciaux se trouvera justifié dans le cours de cette étude. Nous prendrons tantôt le tracé thoracique, tantôt le tracé abdominal, mais le plus souvent les deux simultanément.

Les tracés ainsi obtenus ne sont que comparables. Car la tension plus ou moins grande de la membrane en caoutchouc du pneumographe, le plus ou moins de sensibilité du tambour à levier peuvent modifier l'amplititude des tracés. Elle peut être encore influencée par les mouvements de la personne en expérience, pendant que les pneumographes sont appliqués.

Généralement, nous n'aurons besoin que de tracés comparables, mais quand il nous sera nécessaire de calculer exactement la valeur d'un ou de plusieurs des éléments de deux courbes respiratoires différentes, les expériences devront remplir certaines conditions indispensables. Il faudra d'abord que ni les pneumographes, ni aucune des parties de l'appareil enregistreur ne soient changés ; il faudra de plus que la personne conserve absolument la même position, sans faire aucun mouvement pendant tout le temps de l'expérience.

Pour prendre les tracés nous nous sommes conformé aux règles établies par M. Marey. Par suite, l'inspiration sera représentée par une ligne descendante, l'expiration par une ligne ascendante.

Un tracé respiratoire se compose essentiellement d'une série de lignes obliques plus ou moins droites, réunies entre elles sous un angle variable. Le tracé d'un seul mouvement respiratoire se compose d'une ligne oblique descendante représentant l'inspiration, et d'une ligne oblique ascendante représentant l'expiration, réunie à la première sous un angle dont la valeur n'est jamais bien

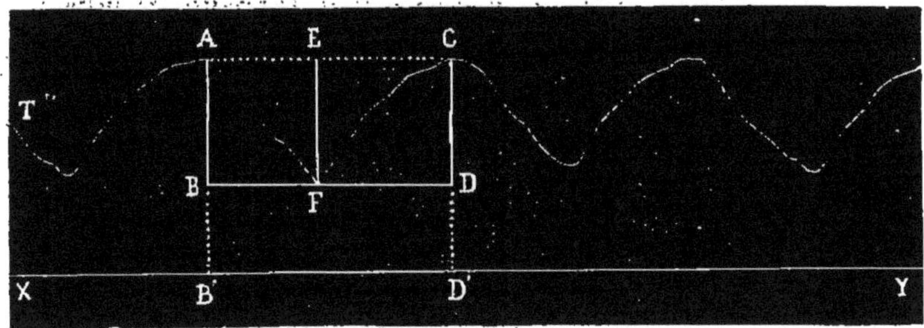

Fig. 1. — Tracé de la respiration normale chez l'adulte. — Mesure de l'amplitude et de la durée des mouvements respiratoires (1).

considérable. Cette valeur s'obtient directement. Si l'on veut calculer la durée d'un mouvement respiratoire, ou seulement d'une de ses parties, on en fait la projection sur l'axe des abscisses. Pour avoir la valeur de l'amplitude de l'inspiration ou de l'expiration, on fait sa projection sur l'axe des ordonnées. Pour avoir enfin l'amplitude du mouvement respiratoire tout entier, on prend la moyenne des amplitudes de l'inspiration et de l'expiration.

Sans entrer ici dans de trop longs détails sur la respiration normale de l'adulte, il y a cependant quelques points que nous ne pouvons nous dispenser de traiter. Suivant M. Longet (2), on peut distinguer quatre temps dans chaque respiration complète : 1° mouvement inspiratoire ; 2° temps de repos, qui succède ou pause inspiratoire ; 3° mouvement expiratoire ; 4° pause expiratoire.

(1) La lettre T représentera toujours le tracé thoracique ; la lettre O le tracé abdominal ; la lettre B le tracé pris avec la muselière et la bonbonne.

(2) Longet, Traité de physiologie, t. I, p. 725

M. Marey (1) prouva, en appliquant la méthode graphique à la respiration, que l'immobilité des parois thoraciques n'est jamais complète, et que, par conséquent, les pauses inspiratoires et expiratoires ne sont pas réelles, mais seulement apparentes. On ne voit, en effet, jamais sur les tracés, les temps de la respiration réunis par une ligne horizontale, ce qui aurait lieu s'il existait des pauses véritables. Nous irons même plus loin ; si l'on peut admettre une pause apparente entre l'expiration et l'inspiration, cela n'est plus possible entre l'inspiration et l'expiration, car, toujours, nous trouvons à ce niveau un angle très-marqué sur tous les tracés ; quant à la valeur de cet angle, elle varie avec l'amplitude et la fréquence de la respiration. Mais toujours, à l'inspiration, succède brusquement l'expiration. Le même fait a lieu entre l'expiration et l'inspiration ; mais les deux temps de la respiration offrent des différences importantes ; tandis que, en effet, la ligne inspiratoire est presque droite, la ligne expiratoire est une courbe, ou plutôt se compose d'une ligne droite se terminant par une courbe. Par conséquent, l'expiration, qui se produit rapidement au début, se ralentit peu à peu pour se terminer enfin et faire place à l'inspiration. C'est cette seconde partie ralentie de l'expiration qui a pu faire croire à l'existence d'une pause entre l'expiration et l'inspiration.

Il est une cause d'erreur dans la prise des tracés au moyen du pneumographe dont il est nécessaire de dire quelques mots ; car, lorsqu'elle existe, elle pourrait faire croire à la réalité des pauses expiratoires. Lorsque le ruban qui fixe le pneumographe n'est pas assez tendu, il peut

(1) Marey. Pneumographie (Journ. de l'anat. et de la physiol. de l'homme et des animaux, 2e année, 1865, p. 425-456).

arriver qu'à la fin de l'expiration la circonférence de la cage thoracique soit moindre que celle déterminée par le ruban, et l'instrument ne pourra plus alors suivre le thorax dans son mouvement de retrait. Le pneumographe ne fonctionnant plus nous aurons sur le tracé une ligne droite entre l'expiration et l'inspiration. Avec un peu d'attention il est facile d'éviter cette cause d'erreur.

Du reste, voici en quels termes M. le professeur Paul Bert s'exprime au sujet de ces prétendues pauses : « Ce que je viens de dire des mammifères (ni pause inspiratoire ni pause expiratoire) est vrai de l'homme, et cependant la plupart des physiologistes, suivant en cela les errements de Vierordt et de Ludwig qui, les premiers, avaient appliqué à l'étude de la respiration la méthode graphique, parlaient et parlent encore d'une pause inspiratoire et d'une pause expiratoire. Dans ces derniers temps Marey a fait justice de cette erreur, et les tracés qu'il a obtenus chez l'homme ressemblent beaucoup à ceux que m'a fournis le chien. » (1).

Quant au nombre normal des respirations, à la durée relative de chacune de leurs parties, ces questions sont maintenant tranchées et nous ne nous en occuperons pas.

CHAPITRE II

§I. *Variations de forme et d'amplitude du tracé thoracique suivant la fréquence des mouvements respiratoires.*

Maintenant que nous sommes fixé sur la valeur et l'interprétation des tracés de la respiration, nous allons aborder

(1) Paul Bert. Leçons sur la physiologie comparée de la respiration, p. 335, Paris, 1870.

l'étude des modifications qu'ils subissent dans un certain nombre d'actes physiologiques.

Nous nous occuperons d'abord des modifications apportées aux tracés par les variations du nombre des respirations. Pour cela nous avons disposé les expériences suivant les règles que nous avons établies précédemment, et comme il nous fallait une respiration parfaitement régulière, elle était rhythmée par un métronome.

Quand le nombre des respirations augmente, la première partie modifiée est l'expiration ; la courbe qui la termine diminue de longueur, bientôt elle disparaît et l'expiration n'est plus représentée que par une ligue droite ; on voit alors l'angle qui réunit l'expiration à l'inspiration absolument semblable à celui qui réunit l'inspiration et l'expiration. L'inspiration est toujours représentée de la même manière, seulement sa durée diminue. Tant que le nombre des respirations ne dépasse pas 130 environ par minute, on ne remarque pas d'autres phénomènes. Quand elle dépasse ce nombre déjà si considérable, chaque mouvement respiratoire devient incomplet, tout en conservant cependant un équilibre indispensable.

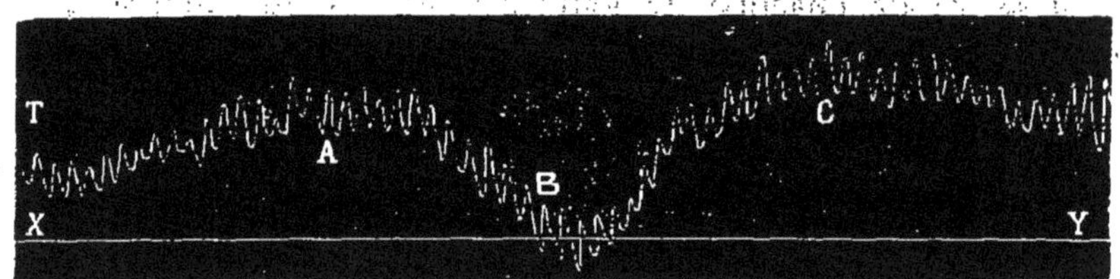

Fig. 2. — Tracé de respirations (130 par minute). — A B C mouvement respiratoire supplémentaire. Tracé réduit à $\frac{1}{2}$.

Pendant un certain temps l'inspiration l'emporte sur l'expiration, et il y a alors accumulation d'air dans la poitrine ; lorsque la quantité contenue devient trop considérable, le phénomène contraire se produit, et l'expiration l'emporte sur l'inspiration, si bien que l'air accumulé s'élimine peu à peu. Puis quand la cavité thoracique est revenue à son état normal, ces phénomènes se reproduisent dans le même ordre. De quelque manière que nous ayons modifié les conditions de l'expérience, nous sommes toujours arrivé au même résultat, et nous croyons pouvoir en donner l'interprétation suivante : Il se produit dans ce cas deux sortes de respirations simultanées : l'une volontaire représentée par les petits mouvements, et l'autre, par les grands mouvements qui font varier l'axe des tracés ; celle-ci paraît être complètement indépendante de la volonté.

Cette respiration involontaire est encore plus remarquable quand le nombre des respirations devient plus considérable, mais elle est alors indiquée d'une façon un peu différente sur les tracés.

Si on continue, en effet, à augmenter le nombre des respirations, il arrivera un moment (190 ou 200 par minute) où l'on ne peut plus maintenir ce mode respiratoire d'une façon régulière. La respiration involontaire tend à reparaître avec ses caractères normaux d'amplitude et de fréquence. A une inspiration brusque et profonde succède une expiration saccadée ; et ces saccades sont les seuls indices des efforts que l'on fait pour conserver un mode respiratoire aussi rapide.

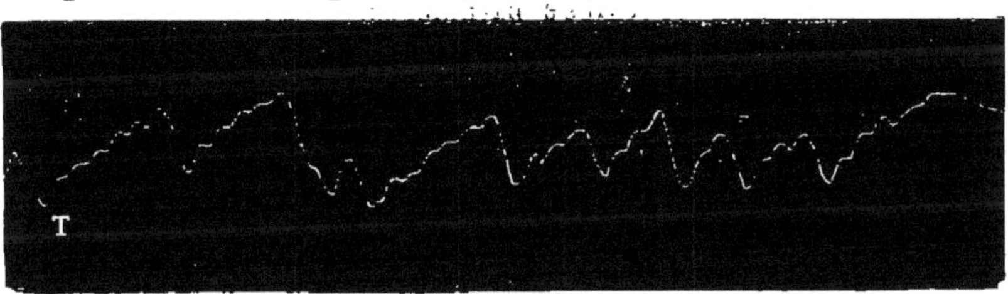

Fig. 3. — Tracé de la respiration (200 par minute).

Si nous considérons maintenant ce qui se passe quand le nombre des respirations descend au-dessous du chiffre normal, nous verrons des phénomènes à peu près inverses se produire. Il y a d'abord augmentation de la durée de l'expiration, puis des deux temps.

Abordons maintenant l'étude des modifications apportées à l'amplitude des respirations par les variations dans le nombre. Nous avons fait sur ce sujet un grand nombre d'expériences et comme toutes nous ont donné des résultats parfaitement concordants, nous nous contenterons d'en citer deux types pris sur deux personnes différentes. Dans l'une de ces expériences nous sommes parti du chiffre normal et nous avons augmenté progressivement la fréquence de la respiration ; dans l'autre nous sommes parti du nombre le plus petit possible, cinq respirations par minute, pour arriver au chiffre normal.

PREMIÈRE EXPÉRIENCE.

20	respirations	par minute.	Amplitude	=	13,67
30	id.	id.	id.	=	8,75
40	id.	id.	id.	=	6,05
50	id.	id.	id.	=	5,54
60	id.	id.	id.	=	4,87
80	id.	id.	id.	=	4,19
100	id.	id.	id.	=	3,62
130	id.	id.	id.	=	3,30
150	id.	id.	id.	=	2,09
180	id.	id.	id.	=	1,58

DEUXIÈME EXPÉRIENCE.

5	respirations	par minute.	Amplitude.	=	27,12
8	id.	id.	id.	=	17,30
10	id.	id.	id.	=	17,05
15	id.	id.	id.	=	13,75
20	id.	id.	id.	=	9,44
30	id.	id.	id.	=	6,15
40	id.	id.	id.	=	4,75
50	id.	id.	id.	=	4,15
100	id.	id.	id.	=	2,65

Un premier résultat est évident, c'est que la diminution de l'amplitude coïncide avec l'augmentation du nombre des respirations ; cherchons maintenant dans quel rapport cette diminution se fait. Et tout d'abord, si l'amplitude était inversement proportionnelle au nombre des respirations, le produit de l'amplitude par le nombre de respirations serait constant. Or si, dans les deux expériences que nous venons de rapporter, nous faisons ce produit, nous trouvons successivement :

PREMIÈRE EXPÉRIENCE.

273,40 — 262,50 — 242,50 — 270 — 392,20 — 335,20 — 362 — 429 — 313,50 — 284,40.

SECONDE EXPÉRIENCE.

135,60 — 138,40 — 170,50 — 206,25 — 188,80 — 184,50 — 190 — 207,50 — 265.

Ces produits sont donc loin d'être un nombre constant. En nous basant sur ce que nous venons de dire plus haut, la valeur de l'amplitude peut seule être cause de ces variations.

Par conséquent quand les produits vont en diminuant, c'est que l'amplitude décroît plus vite que le nombre des respirations n'augmente et réciproquement. En résumé de 5 à 20 respirations par minute, l'amplitude décroît moins vite que le nombre des respirations n'augmente ; de même de 40 à 130 respirations par minute, le contraire a lieu de 20 à 40.

Vierordt et Ludwig ont fait aussi des expériences dans le but de comparer l'amplitude des mouvements respiratoires avec leur fréquence ; ils en tirèrent cette conclusion que la poitrine se dilate d'autant moins que la respiration est plus fréquente. Cette conclusion ainsi formulée est trop absolue; car elle semble établir une proportionnalité rigoureuse entre le nombre et l'amplitude des respirations, proportionnalité qui n'existe pas.

Nous nous sommes arrêté pour formuler nos résultats à 130 respirations par minute, bien que dans certaines de nos expériences nous soyons allé jusqu'à 180, 200. Mais nous avons vu qu'alors interviennent de nouveaux éléments qui compliquent les résultats et ne permettent plus d'en tirer des conclusions d'une rigueur aussi absolue.

Nous nous sommes étendu aussi longuement sur les rapports qui existent entre les variations de l'amplitude et la fréquence des mouvements respiratoires, pour arriver à la démonstration d'un fait important sur lequel les physiologistes ne sont pas d'accord: nous voulons parler des variations de la quantité d'air qui circule dans le poumon, en un temps donné, quand le nombre des respirations s'élève au-dessus on s'abaisse au-dessous du chiffre normal. M. Longet s'exprime ainsi à ce sujet (1): « La fréquence des mouvements respiratoires influe sur leur étendue, et partant sur la quantité d'air inspirée dans un temps donné: il est expérimentalement établi, en effet, que cette quantité est moindre dans le cas où les inspirations sont rapides que dans celui où elles sont plus lentes. » Cette interprétation est fondée sur les expériences de G. Valentin (2).

Reportons-nous aux résultats des deux expériences que nous avons citées plus haut. Nous avons vu qu'en faisant le produit de l'amplitude par le nombre des respirations correspondant, on obtenait un nombre variable, mais allant toujours en augmentant depuis 40 jusqu'à 130 respirations par minute environ. Or eette augmentation du

(1) Longet. Traité de physiologie, t. I, p. 735.
(2) Valentin. Grundriss der Physiol., p. 253.

produit tient à ce que l'amplitude diminue moins vite que le nombre des respirations n'augmente. Il est donc évident que quand la respiration s'accélère au delà de 40 par minute, la quantité d'air qui circule dans le poumon en un temps donné devient plus considérable.

C'est ce qui explique pourquoi toutes les fois qu'il existe une gène quelconque à la respiration, qu'elle soit due à une affection des organes respiratoires ou à la composition anormale de l'air, la respiration s'accélère. Ce phénomène n'a pas échappé à bon nombre d'observateurs et voici ce qu'en dit Racle (1):

« La plupart des affections thoraciques portent atteinte à l'hématose en diminuant la surface d'absorption de l'oxygène de l'air, et il est nécessaire alors que les malades compensent par des respirations plus nombreuses que de coutume, l'insuffisance de chacune d'elles. »

Sans sortir de la physiologie, nous pouvons trouver facilement des faits qui viennent confirmer les résultats que nous avons obtenus. On sait que toutes les fois que l'on se livre à un exercice musculaire quelconque, la respiration est plus ou moins accélérée. Or M. Smith a résumé sous forme de tableau l'influence que le mouvement exerce sur la quantité d'air inspirée. Lorsqu'il était couché librement et sans aucun effort, la quantité d'air inspirée, dans un certain laps de temps, étant 1, cette quantité devenait pendant le même temps :

Assis	1,18
Debout	1,33
Marche de 1 mille à l'heure	1,90
A cheval au pas	2,28
Marche de 2 milles à l'heure	2,76

(1) Racle. Diagnostic médical, p. 394.

A cheval au galop	3,16
A cheval au trot (les réactions musculaires de l'homme sont plus vives qu'au galop)	4,05
Natation	4,31
Course de 7 milles à l'heure	7

Ces résultats corroborent ce que nous avons énoncé, puisque nous voyons que la quantité d'air en mouvement, dans un temps donné, augmente à mesure que la respiration devient plus rapide. Ces faits pourraient s'énoncer sous une autre forme et l'on pourrait dire que, jusqu'à une certaine limite, plus est grande la quantité d'air nécessaire, plus la respiration devient rapide.

Chez les enfants où la circulation est très-rapide, et auxquels une grande quantité d'air est par conséquent nécessaire pour satisfaire aux besoins de l'hématose, la respiration s'accélère dans des proportions considérables à l'état normal. Si une gêne quelconque vient entraver la libre circulation de l'air dans leurs poumons, le nombre des mouvements respiratoires s'accroît encore bien davantage.

§ II. *Tracés simultanés du thorax et de l'abdomen concordance, inversion.*

Dans notre premier chapitre nous avons vu qu'à l'état sain et dans le cas de respiration normale, si l'on prend deux tracés, l'un avec un pneumographe placé en un point quelconque du thorax, l'autre avec un pneumographe placé sur l'abdomen, ces deux tracés sont parfaitement semblables. Sans nous occuper ici des cas pathologiques, et en restant dans le domaine de la physiologie, nous allons voir que cette similitude peut être détruite et qu'il peut même se produire une inversion complète des tracés. Dans quels cas observe-t-on ce phénomène et quelle peut en être la cause ? Tel va être le but de nos recherches. Mais avant, il est indispensable de rappeler, en quelques mots, la manière dont a lieu la respiration à l'état normal. Lorsque la cavité thoracique sous l'influence surtout du diaphragme se dilate pour produire l'inspiration, ce muscle qui en se contractant, diminue sa concavité inférieure, comprime les viscères abdominaux, qu'il refoule dans l'abdomen dont le volume augmente. Nous avons donc en même temps, dilatation du thorax, dilatation de l'abdomen. Dans l'expiration nous avons le phénomène inverse, c'est-à-dire, diminution de l'abdomen, diminution du thorax, mais là, le diaphragme est passif, c'est surtout l'élasticité pulmonaire qui agit au moins dans les cas de respiration ordinaire. C'est ce que nous indique la concordance des deux tracés.

Laissons les deux pneumographes en place, et prenons en outre, le tracé fourni par l'air en mouvement au moyen d'une muselière et de la bonbonne. Les trois tracés que nous obtiendrons ainsi seront encore parfaitement semblables. Si maintenant on contracte brusquement et si on relâche de même les muscles des parois abdominales (muscles expirateurs), la similitude des tracés est détruite.

Considérons la figure 4, dont les tracés ont été pris dans ces conditions. Les tracés de l'abdomen et de la bonbonne sont semblables. Par conséquent, quand l'abdomen se contracte, il y a expiration et inspiration quand il se dilate, Le tracé thoracique au contraire est inverse, c'est-à-dire qu'à une ligne descendante des deux premiers correspond une ligne ascendante du tracé thoracique et réciproquement. Par conséquent, pendant l'expiration il y a dilatation du thorax et diminution pendant l'inspiration. C'est donc l'inverse de ce qui a lieu à l'état ordinaire puisque nons avons opposition entre le volume de la cavité thoracique et celui de la cavité abdominale.

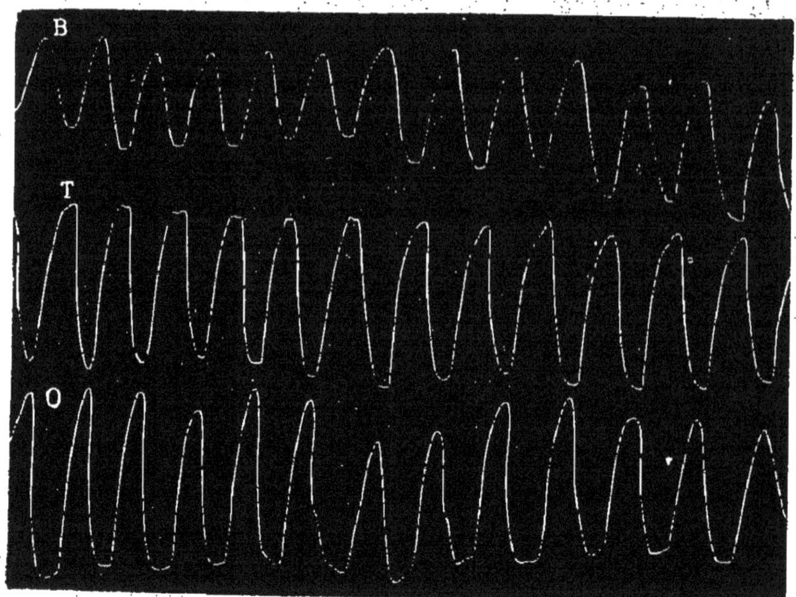

Fig. 4. — Tracés simultanés du thorax, de l'abdomen et de la bonbonne; inversion du tracé thoracique.

Dans ces expériences comme toujours, notre pneumographe thoracique était placé à la partie moyenne du sternum, c'est-à-dire à peu près au niveau de la cinquième côte. Or, M. Bert a trouvé, chez le chien, des faits analogues et il s'exprime ainsi à ce sujet :

« Par la seule action du diaphragme, un remarquable antagonisme tend à se manifester entre le jeu de la partie inférieure et celui de la partie supérieure du thorax, ici diminution, là, augmentation dans la longueur du diamètre transversal; je dis tend à se manifester, parce que dans l'état normal, lorsque tous les muscles inspirateurs entrent en jeu, on ne voit pas un pareil étranglement de la région supérieure du thorax. »

M. Bert pense que cette action du diaphragme dépend peut-être de détails propres au jeu du thorax chez le chien. Nous voyons que dans certaines conditions, il en est de même chez l'homme. Que se passe-t-il dans le cas où l'on contracte et où l'on relâche brusquement et alternativement les muscles des parois abdominales ? Au moment de la contraction brusque de ces muscles, le diaphragme est énergiquement refoulé dans le thorax, la pression intra-thoracique augmente dans une proportion considérable. Cette augmentation de pression produit deux effets simultanés : dilatation du thorax et expulsion au dehors d'une certaine quantité d'air. Mais le diaphragme qui a été fortement distendu se contracte à son tour en même temps que cesse la contraction des muscles des parois abdominales; une forte dépression intra-thoracique en est la conséquence immédiate, et nous observons alors les mêmes phénomèmes que ceux que M. Bert a constatés chez le chien ; nous pouvons donc en conclure que, dans ce cas, le diaphragme produit seul l'inspiration, à l'exclusion de tous les autres muscles inspirateurs.

Comme le cas que nous venons de décrire est le seul où nous ayons observé cette inversion, il faut donc pour que cette action spéciale du diaphragme se produise, que les muscles des parois abdominables se contractent énergiquement pendant l'expiration. En résumé, toutes les fois que nous constaterons cette inversion des tracés chez l'homme sain, nous pourrons en conclure que l'action des muscles abdominaux a été prédominante. Mais il est un certain nombre de cas dans lesquels le thorax se dilate et l'abdomen diminue de volume pendant un certain temps sans que pour cela il y ait inversion des tracés des mouvements respiratoires. Ce sont alors les axes des tracés qui se rapprochent. On constate ce phénomène dans bon nombre d'actes du domaine de la physiologie, nous n'en exposerons ici qu'un seul, l'effort. Ce phénomène est le même chez l'adulte et chez les enfants, de même du reste que la toux et le cri que nous avons étudiés spécialement chez ces derniers, et dont nous nous occuperons quand nous traiterons de la respiration des enfants.

§ III. *De l'Effort.*

Toutes les fois que l'on soulève un poids avec les bras, il y a effort ; ce cas est le seul dans lequel nous ayons étudié ce phénomène, et encore ne l'avons-nous considéré qu'au point de vue des modifications qu'il apporte à la respiration, en d'autres termes notre étude ne portera que sur les changements que subissent les tracés simultanés du thorax et de l'abdomen pendant l'effort.

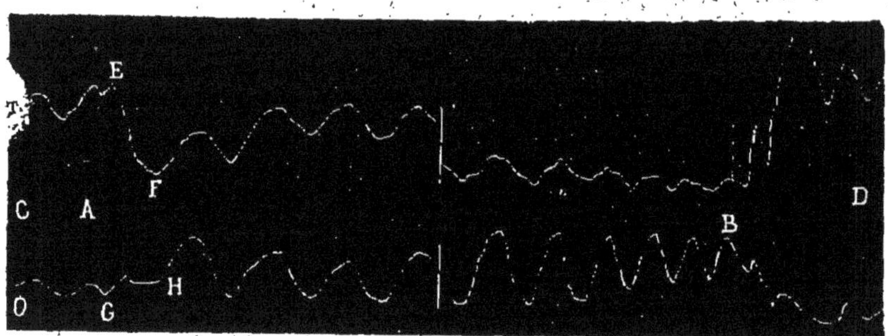

FIG. 5. — Effort prolongé pendant 30 secondes environ. On ne voit sur la figure que la fin et le commencement des tracés

Dans une première expérience on soulève à bras tendus cinq kilogrammes dans chaque main. Au moment où l'on étend les deux bras, nous voyons une ligne descendante EF sur le tracé T, plus longue que les lignes inspiratoires précédentes ; il y a donc une dilatation du thorax plus considérable qu'à l'état de repos. Sur le tracé abdominal, au contraire, la ligne ascendante GH indique une diminution de volume de l'abdomen, due à la contraction des muscles de ses parois. Ce premier effet produit, les deux tracés redeviennent semblables, mais tous deux ont subi des modifications importantes. Et tout d'abord les deux tracés vont se rapprochant graduellement l'un de l'autre, ce qui indique une dilatation progressive du thorax et une diminution croissante de la cavité abdominale ; en outre, la respiration s'accélère. L'amplitude des mouvements reste sensiblement pour le thorax ce qu'elle était avant l'effort ; celle des mouvements abdominaux, au contraire, s'accroît dans la proportion de 11 à 4, cet accroissement continue tout le temps que dure l'effort et malgré l'accélération de la respiration. Notons encore quelques trémulations du tracé thoracique dues aux contractions musculaires. Enfin au moment où cesse l'effort, c'est-à-dire dans le cas particulier où nous nous sommes placé au moment où l'on repose les poids, nos tracés nous montrent (B. fig. 5) que le thorax revient sur lui-même et que l'abdomen reprend son volume primitif. Enfin, après quelques mouvements respiratoires un peu irréguliers, la respiration redevient ce qu'elle était avant l'effort.

Avant d'aller plus loin, quelques mots sur l'augmentation de l'amplitude des mouvements abdominaux pendant l'effort, et dont la cause est purement mécanique. A l'état normal, en effet, la pression intra-abdominale est peu considérable ; par conséquent, comme les mouvements du diaphragme sont transmis aux parois abdominales par les gaz intestinaux, plus la pression intra-abdominale sera élevée, plus l'amplitude des mouvements du diaphragme se transmettra intégralement aux parois de l'abdomen. Nous savons, en effet, que lorsqu'un gaz est contenu dans un réservoir élastique, plus la pression du gaz sera élevée, plus un mouvement communiqué en un point du réservoir se transmettra facilement aux autres points, et plus il conservera l'amplitude du mouvement initial.

Dans le cas précédent, la personne en expérience a cessé l'effort bien avant que ses forces fussent épuisées. Si maintenant nous le lui faisons prolonger aussi longtemps que possible, les mouvements du thorax diminueront de plus en plus d'amplitude et ne seront plus enfin représentés que par une ligne légèrement ondulée. Les mouvements de l'abdomen n'éprouvent pas d'autres modifications que celles que nous avons étudiées pendant l'expérience précédente.

Les deux principales causes qui peuvent faire varier les résultats que nous venons d'exposer sont le poids du corps soutenu, c'est-à-dire l'intensité de l'effort et la position des bras. Lorsque le poids soulevé est considérable

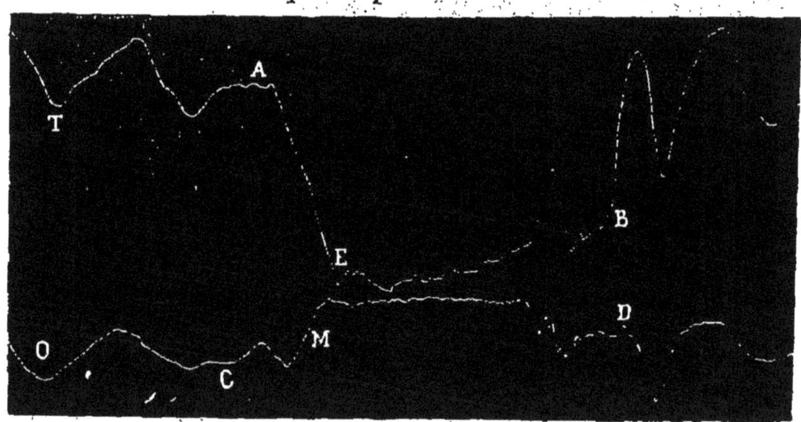

Fig. 6. — Effort violent.

(fig. 6. Effort violent) il y a une dilatation rapide et considérable du thorax, et une contraction de l'abdomen ; la respiration se suspend, mais il existe des oscillations des deux tracés, marqués surtout sur le tracé thoracique, qui sont dues aux contractions musculaires. Enfin au moment où l'effort cesse, pendant que le thorax et l'abdomen reprennent graduellement leur volume normal, la respiration est irrégulière et finit bientôt par reprendre le type qu'elle avait avant l'effort.

Parmi les modifications que peuvent apporter dans les tracés les différentes positions des bras, nous ne signalerons qu'un cas qui nous a paru le plus remarquable.

Lorsque les bras supportant les poids sont étendus horizontalement, si l'on fléchit les avant-bras de façon que les poids viennent presque toucher les épaules, mais sans cependant s'y appuyer, les mouvements du thorax disparaissent complètement, et ceux de l'abdomen subissent une augmentation d'amplitude bien moins considérable que dans les expériences précédentes, parfois même à peine sensible, et cela sans que cependant la respiration en soit nullement troublée.

Nous n'avions d'autre but, dans cette première partie, que de rechercher les causes que peuvent produire sur les tracés telles ou telles modifications, afin d'arriver à interpréter les tracés que nous aurons chez les enfants. Or, comme MM. Beau et Maissiat ont établi que, jusqu'à l'âge de trois ans au moins, le type respiratoire était le même chez l'enfant que chez l'homme adulte, nous n'avons fait porter nos expériences que sur ceux-là. Nous ne nous sommes point occupé des gênes à l'entrée et à la sortie de l'air, car ces questions ont été l'objet d'études spéciales de la part de M. Bert et de M. Marey.

M. Marey formule ainsi les conclusions des expériences qu'il a faites à ce sujet, sur l'homme :

« Si l'on respire par un tube étroit, on diminue la fréquence de la respiration, on augmente son amplitude, et l'on change son rhythme en allongeant la période d'inspiration.

« Si l'obstacle à la respiration n'existe que dans un sens, ce qui arrive lorsqu'on met une soupape dans le tube, on voit que l'obstacle allonge la période de la respiration pendant laquelle il agit. »

M. Bert fit de nouvelles expériences sur des animaux, afin de pouvoir pousser la gêne à la respiration plus loin que M. Marey n'avait pu le faire chez l'homme. Il constata que lorsqu'on faisait respirer un animal par un tube très-étroit, il y a bien ralentissement de la respiration, mais que non-seulement l'amplitude des respirations n'augmente pas, mais qu'elle diminue d'autant plus que le rétrécissement est porté plus loin, que la gêne respiratoire est plus intense. Les résultats qu'il a obtenus lorsqu'il établissait une gêne à un seul des deux temps de la respiration, sont à peu près les mêmes que ceux de M. Marey. Il a constaté, en outre, un fait fort intéressant, c'est que quand il existe une gêne à l'expiration seule, le thorax du chien en expérience va en se dilatant de plus en plus, et bientôt l'animal devient bien plus anxieux que lorsque la gêne existe aux deux temps, ou surtout à l'inspiration seule. Nous nous appuierons sur ces résultats toutes les fois que cela nous sera nécessaire.

DEUXIÈME PARTIE

Etude physiologique de la respiration chez l'enfant.

CHAPITRE Ier.

I. *Respiration normale.*

L'enregistrement des mouvements respiratoires, chez les enfants, présentait une foule de causes d'erreurs, et il nous a fallu prendre un nombre considérable de tracés avant d'arriver à les éliminer toutes. Presqu tous nos tracés ont été pris chez des enfants ayant de quelques jours à trois ou quatre ans au plus ; aussi un des premières difficultés est-elle d'obtenir que ces petits êtres se tiennent en repos une fois que les pneumographes sont appliqués. Le plus souvent, en effet, ils s'agitent et crient, ou encore ils se contractent, et les tracés que l'on obtient alors sont si complètement modifiés qu'il est impossible d'y reconnaître des tracés de respiration. La meilleure condition serait bien certainement de ne prendre les tracés que pendant le sommeil ; mais il est bien difficile d'y arriver ; car les mouvements que l'on est forcé de faire faire à l'enfant, pour lui appliquer les pneumographes, le réveillent presque toujours. Nous avons été cependant assez heureux pour en prendre quelques-uns dans cette condition. Néanmoins, malgré toutes les difficultés que nous avons eues à surmonter, nous sommes arrivé à des résultats assez nets pour pouvoir décrire la respiration chez l'enfant et ses modifications dans un certain nombre d'actes physiologiques.

Le mode respiratoire chez l'enfant est individuel pour ainsi dire. Si, en effet, les principales phases de la respiration sont les mêmes ou à peu près chez tous les enfants, elles varient par une foule de détails. Ainsi, et pour ne parler que de cela maintenant, le nombre des respirations est absolument variable avec chaque enfant et même à chaque moment pour le même enfant. Cette variabilité est si grande qu'il nous semble absolument inutile de donner une moyenne, d'autant plus que, comme nous l'avons vu dans notre première partie, c'est l'amplitude surtout des mouvements respiratoires qui est alors modifiée ; la forme même des courbes l'est peu. Cependant, dans la plupart des observations que nous citerons dans notre étude des maladies de l'enfance, nous aurons soin, autant que possible, d'indiquer le nombre des respirations. Du reste, la longueur des tracés que nous donnons dans la seconde et la troisième partie, représente 13 secondes : il est donc facile de calculer le nombre de respirations par minute au moment où les tracés sont pris.

Pour prendre nos tracés chez les enfants, nous nous sommes mis dans les mêmes conditions que dans nos expériences sur les adultes, c'est-à-dire que l'un de nos pneumographes était appliqué au niveau de l'ombilic, l'autre à la partie moyenne du sternum. Mais il y a, en outre, un certain nombre de précautions à prendre, sans lesquelles les tracés ne peuvent pas avoir grande valeur. Tout d'abord, il faut, bien entendu, que l'enfant soit calme et ne crie pas ; si même l'enfant a crié il n'y a pas longtemps, il faut attendre un certain temps avant de prendre les tracés.

La plus grande difficulté à vaincre est d'éviter que l'enfant ne se contracte sous l'influence de la crainte que lui inspire les instruments et des menaces qu'on est souvent forcé de lui faire pour l'empêcher de crier.

Cette contraction est très-fréquente, et il est très-impor tant de bien connaître les tracés que l'on obtient alors car, comme elle peut passer inaperçue, on pourrait attri buer les modifications que l'on observe à une toute autre cause.

Enfin, il est un dernier point également très-important, c'est de ne pas trop serrer les cordons des pneumographes; sans cette précaution on peut altérer profondément le rhythme respiratoire de l'enfant. En résumé, nous pourrions presque dire que le premier problème à résoudre dans l'étude qui nous occupe, c'est de distinguer le tracé qui représente exactement le mode respiratoire de l'enfant. C'est du reste la marche que nous avons suivie dans nos recherches qui ont été facilitées par nos expériences sur les adultes. Nous trouverons sur nos tracés, recueillis sur les enfants, un certain nombre de particularités qui n'existent pas dans ceux que nous avons pris chez les adultes. Mais comme c'est surtout dans les cas de maladies, nous n'avons point à nous en occuper maintenant.

A l'état sain et dans le cas de respiration normale, le tracé respiratoire d'un enfant (de 1 à 4 ans) ressemble très-sensiblement à celui d'un adulte ; nous allons d'abord le décrire, ou pour mieux dire décrire ce que l'on observe le plus ordinairement, et ensuite nous verrons par quels points ils diffèrent.

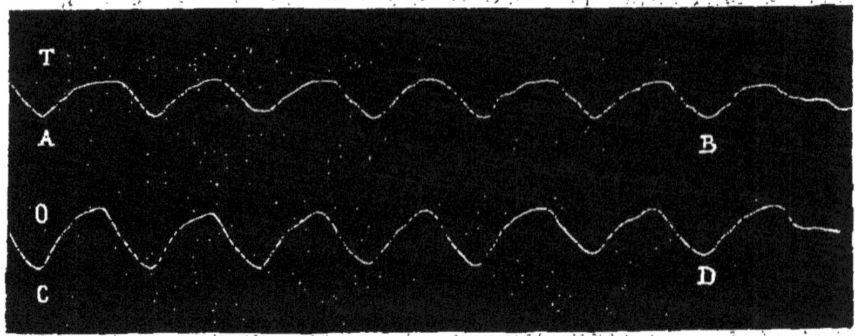

Fig. 7. — Tracés de la respiration normale chez l'enfant.

L'amplitude du tracé thoracique est toujours moindre que celle du tracé abdominal ; le type respiratoire est donc bien abdominal, et en cela nos résultats sont parfaitement conformes à ceux de Beau et de Maissiat. Les deux temps de la respiration tendent à s'égaliser, c'est-à-dire que l'inspiration devient comparativement plus longue ; généralement même l'inspiration et l'expiration sont sensiblement égales. Ce fait n'a rien d'étonnant ; si nous nous reportons à nos expériences sur les variations que subissent les tracés quand le nombre des respirations augmente, nous voyons que la première partie modifiée, c'est la ligne expiratoire qui diminue de plus en plus pour devenir semblable à la ligne inspiratoire. Or chez l'enfant le nombre des inspirations est toujours beaucoup plus considérable que chez l'adulte, le double le plus souvent ; par suite son tracé respiratoire se rapproche de celui qu'on obtient chez un adulte faisant le même nombre de respirations par minute. Cela est si vrai que dans les cas, assez rares du reste, où la respiration de l'enfant est plus lente et s'abaisse jusqu'à un chiffre voisin de celui de l'adulte, l'expiration devient de plus en plus longue et se compose enfin de deux parties, la première plus rapide, la seconde plus ralentie, indiquée sur un des tracés par une ligne légèrement courbe et très-oblique. Mais, nous le répétons, ce fait est une exception très-rare à l'état de veille; au contraire pendant le sommeil cela a lieu presque toujours, et il y a en outre une diminution très-grande de l'amplitude : en d'autres termes, pendant le sommeil à une inspiration courte et rapide, succède une expiration lente et prolongée.

Bien qu'il soit possible d'obtenir chez un enfant un tracé parfaitement régulier pendant un certain temps, il y a presque toujours quelques modifications qu'il est indispensable de bien connaître à cause de leur fréquence et pour ne pas être tenté de les attribuer à un phénomène pathologique. Ces modifications portent surtout sur le tracé thoracique, qui est plus ou moins altéré, au moins dans la grande majorité des cas; si bien que l'on pourrait dire qu'il faut, chez les enfants, placer le pneumographe au niveau de l'ombilic si l'on veut avoir un tracé régulier de la respiration. La cause la plus légère modifie complètement le tracé thoracique et cela sans que le tracé abdominal en soit influencé. Sans décrire ici toutes les modifications que l'on peut observer sur le tracé thoracique dans le cas de respiration normale chez un enfant sain, il en est quelques-unes cependant sur lesquelles nous voulons spécialement appeler l'attention à cause de leur fréquence.

Souvent sans modifier en rien le tracé abdominal ni dans sa forme ni dans son amplitude, les enfants immobilisent plus ou moins complètement leur thorax. Le tracé thoracique devient alors sensiblement une ligne droite, ne présentant que de faibles oscillations qui sont les seuls indices des mouvements respiratoires. Mais ce phénomène ne dure pas longtemps et l'on voit bientôt réapparaître les mouvements thoraciques avec leur amplitude normale. Il est de toute nécessité d'avoir ce fait bien présent à l'esprit, car nous verrons que, dans certains cas pathologiques, cette modification du tracé thoracique devient permanente.

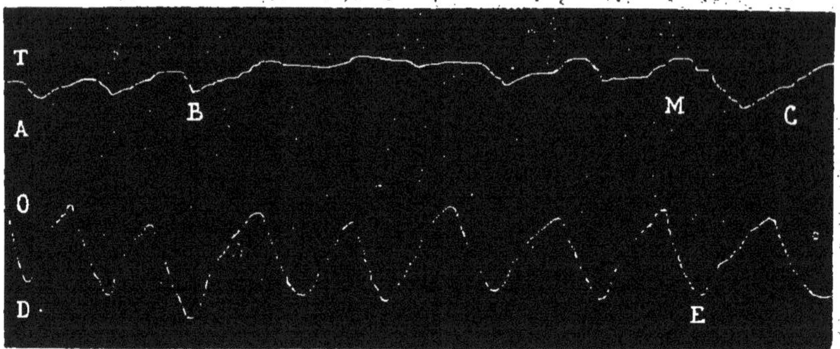

FIG. 8. — Immobilisation passagère du thorax.

Les tracés de la fig. 8 ont été pris sur un enfant de 4 ans sain. Le tracé abdominal D E ne présente rien à noter; le tracé thoracique AC nous offre un exemple remarquable de cette immobilité des parois thoraciques; les mouvements thoraciques qui ont déjà diminué d'amplitude de A à B, cessent complètement de B à M; puis réapparaissent à partir du point M. Sur le tracé complet dont celui-ci n'est qu'une partie ils avaient fini par reprendre rapidement leur amplitude normale.

Cette modification est loin d'être la seule que puisse présenter le tracé thoracique chez un enfant bien portant; il en est une autre également très-fréquente qui se produit sans que le tracé abdominal en soit en rien altéré. Mais ici encore pour que cette modification ne soit pas l'indice d'un état pathologique, il faut de toute nécessité qu'elle ne soit que passagère et que le tracé reprenne bientôt ses caractères normaux. On pourrait être tenté de croire que dès que le tracé abdominal conserve son type normal, les modifications du tracé thoracique sont physiologiques, pour ainsi dire ; ce serait là une erreur grave, car dans un certain nombre d'affections le tracé thoracique est seul affecté, mais alors d'une façon permanente.

La modification que nous allons étudier n'est pas aussi simple que la précédente. Les tracés de la fig. 9 ont été

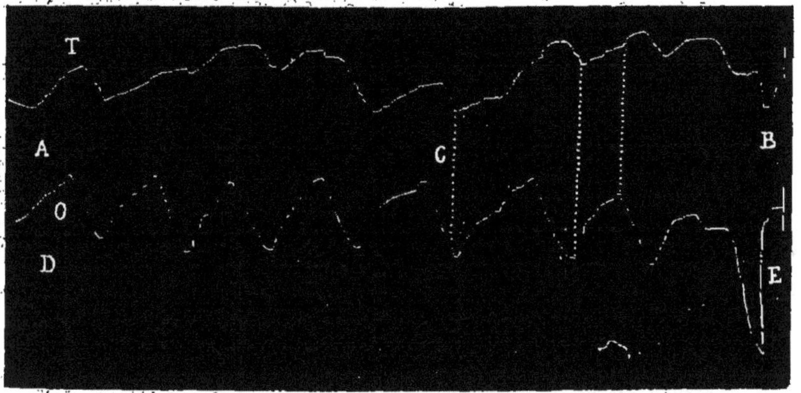

Fig. 9. — Modification physiologique du tracé thoracique.

pris sur un enfant sain respirant tranquillement. Le tracé abdominal est régulier, le tracé thoracique au contraire ne ressemble en rien à ce qu'il est à l'état normal. Son axe au lieu d'être une ligne droite, se compose, dans la partie du tracé comprise sur la fig., de deux courbes à concavité inférieure, l'une allant de A à C, l'autre de C à B. Ne considérons qu'une de ces courbes, la première par exemple, nous voyons que dans sa première partie, la partie ascendante par conséquent, les lignes inspiratoires existent à peine ; les lignes expiratoires au contraire sont beaucoup plus longues. L'inverse a lieu dans la seconde partie de la courbe, la partie descendante, dans laquelle les inspirations l'emportent en longueur sur les expirations mais pas en durée ; car à mesure que l'inspiration devient plus profonde, elle est en même temps de plus en plus rapide ; tandis que l'expiration se fait toujours plus lentement, ce qui est indiqué par l'obliquité plus grande de la ligne expiratoire. Dans la première partie, la poitrine diminue peu à peu de volume ; dans la seconde partie au contraire l'air s'y accumule graduellement, si bien qu'au point C fin de la courbe, le volume du thorax est redevenu ce qu'il était en A. La seconde courbe présente la même série de phénomènes. Il y a donc là une suite de mouvements respiratoires pendant lesquels le thorax expulse d'abord plus d'air qu'il n'en inspire, et en inspire ensuite plus qu'il n'en expire. En d'autres termes, il se passe là un phénomène analogue à ce que nous avons vu dans le cas de respiration très-rapide chez l'adulte ; en dehors de la respiration volontaire, pour ainsi dire, il s'établit une respiration supplémentaire. Mais n'oublions pas qu'ici le tracé thoracique est seul modifié et que le tracé abdominal reste ce qu'il était.

Etudions de nouveau les tracés des fig. 8 et 9, et comparons maintenant le tracé thoracique au tracé abdominal. Comme le phénomène est le même sur les deux figures, prenons pour exemple la fig. 9 et réunissons par des lignes des points de repère pris au même moment deux à deux sur chacun des tracés. La première et la troisième de ces lignes correspondent au commencement, la seconde et la quatrième à la fin de l'expiration abdominale de deux mouvements respiratoires successifs. A l'état ordinaire ces lignes devraient correspondre sur le tracé thoracique aux points symétriques du tracé abdominal. Le fait existe pour les deux lignes partant du commencement de l'expiration abdominale, qui correspondent bien au commencement de l'expiration thoracique. Mais la durée de l'expiration thoracique est plus grande que celle de l'expiration abdominale. Aussi la ligne qui part de la fin de l'expiration abdominale arrive-t-elle aux deux tiers environ de l'expiration thoracique, qui se continue encore lorsque l'inspiration abdominale est commencée. On observe seulement le plus souvent sur le tracé thoracique un léger petit crochet correspondant au commencement de l'inspiration abdominale.

Telles sont les principales modifications que nous avons observées sur les tracés de la respiration normale chez des enfants sains. Quant à la cause qui les produit, il nous est impossible de la donner d'une façon absolue. Tout ce que nous pouvons dire jusqu'à présent c'est qu'elles ont lieu toutes les fois que les enfants contractent plus ou moins les muscles de la partie supérieure du thorax, sans cependant faire un effort. Car, lorsqu'il y a effort véritable on constate sur les tracés des phénomènes analogues à ceux que nous avons décrits chez l'adulte et sur lesquels nous ne reviendrons pas.

Nous allons terminer l'étude de la respiration chez les enfants sains par l'examen des modifications qu'éprouvent les tracés thoracique et abdominal dans quelques actes physiologiques. Cela fait, il nous sera enfin possible de déterminer sur un tracé les altérations dont la cause doit être attribuée à la maladie dont l'enfant est atteint; ce sera le but de la partie clinique de notre travail et c'est par elle que nous terminerons.

§ II. *Du Cri.*

« La naissance de l'homme se manifeste par un cri, qui semble l'expression de sa première douleur, et sa mort se traduit par un soupir où s'exhale sa dernière souffrance. » (1) Aussi le cri comme le rire ont-ils été plutôt étudiés comme manifestations de sentiments, que comme actes physiologiques ; nous nous bornerons à étudier dans le cri les modifications apportées aux mouvements respiratoires.

Chez l'enfant l'étude du cri est facile ; car pour ce petit être un rien est une douleur, un rien une cause d'effroi. Il nous était bien plus difficile de le faire rester calme ; l'application seule des pneumographes suffisait pour le faire crier.

Dans le cri le tracé thoracique et le tracé abdominal sont profondément modifiés tous deux. Le premier fait qui frappe c'est leur complète dissemblance ; ils se composent d'une série de courbes n'ayant aucun rapport. Toutefois le tracé abdominal est bien plus irrégulier que le tracé thoracique, et il y a sur le premier beaucoup de mouvements qui n'existent pas sur le second. Si on les examine plus attentivement, on voit en outre que souvent les deux tracés sont inverses ; et qu'enfin le tracé abdominal présente quelquefois de véritables mouvements respiratoires qui existent à peine sur le tracé thoracique.

Par conséquent, en nous basant sur ce que nous avons dit précédemment sur les effets de la contraction des muscles des parois thoraciques et sur la contraction brusque

(1) Longet. Traité de physiologie, t. I, p. 781.

des muscles des parois abdominales, nous voyons que si dans le cri l'action de ces derniers est prédominante, les

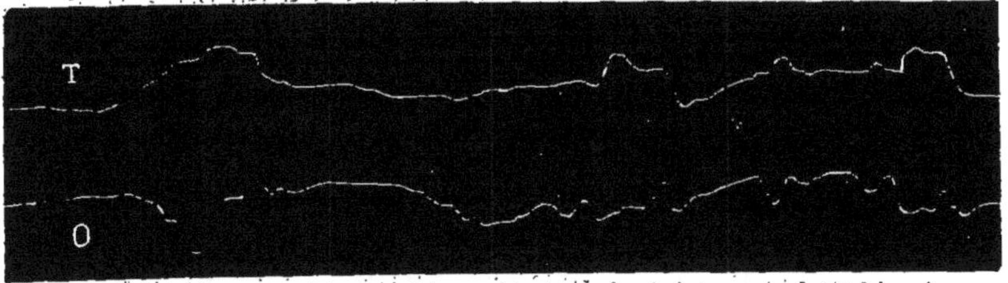

Fig. 10. — Tracés des mouvements respiratoires pendant le cri.

premiers se contractent aussi. Il est donc produit surtout par des contractions spasmodiques, involontaires des muscles des parois abdominales, et non pas du diaphragme comme on l'a dit à tort; puisque celles du diaphragme n'en sont que la conséquence.

Les enfants manifestent souvent leur douleur par un gémissement lent, régulier, différant beaucoup du cri véritable, mais qui reconnaît cependant la même cause. Il en diffère surtout en ce que si les cris sont le plus souvent involontaires; les gémissements dont nous parlons sont essentiellement volontaires, et jamais le fait d'une action réflexe, comme on la dit pour le cri. Les tracés de la figure 11 qui ont été pris dans ce cas, présentent quelques particularités intéressantes.

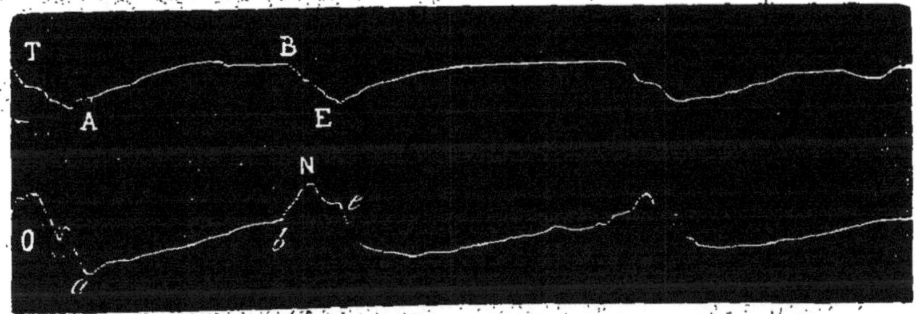

Fig. 11. — Tracés des mouvements respiratoires pendant le gémissement.

Nous voyons de A à B une légère diminution de volume du thorax, puis de B à E une dilatation assez brusque. L'abdomen subit aussi de *a* à *b* une diminution de volume, puis à partir de *b*, c'est-à-dire au moment où la dilatation thoracique commence, cette diminution devient beaucoup plus rapide jusqu'en N ; alors la dilatation abdominale commence pendant que celle du thorax dure toujours; cette augmentation de volume se prolonge un peu plus que celle du thorax. En résumé, il y a successivement concordance et inversion des tracés, d'où l'on peut conclure que dans ce cas, les muscles abdominaux interviennent encore mais que leur action est tout à fait passagère.

Pour étudier toutes les manifestations de la douleur, il nous aurait fallu obtenir des tracés pendant le sanglot, mais cela ne nous a pas été possible. Enfin nous avons dû laisser aussi de côté le rire.

§ III. *De la Toux.*

« Quand une sensation anormale prend naissance sur la muqueuse du larynx, de la trachée ou des bronches, quelle qu'en soit la cause, l'organisme réagit, une violente expiration s'exécute, l'air brusquement chassé par la bouche sort avec un bruit caractéristique, en entraînant les mucosités qu'il rencontre sur son passage et qu'il expulse ; c'est la toux. » Cette description de Longet est incomplète, car d'après cela il semble que la toux soit exclusivement constituée par une violente expiration, ce qui n'est pas. La définition de M. Béclard au contraire est exacte, car il a parfaitement vu que l'expiration violente de la toux était précédée d'une inspiration profonde: « La toux, dit-il, est caractérisée par une expiration brusque et sonore, précédée d'une inspiration profonde. »

Appliquons encore à l'étude de ce phénomène la méthode graphique et enregistrons simultanément les mouvements de l'abdomen et du thorax pendant la toux. On a distingué deux sortes de toux, l'une due à une action réflexe, c'est-à-dire involontaire ; l'autre volontaire. La première est la seule que nous ayons étudiée.

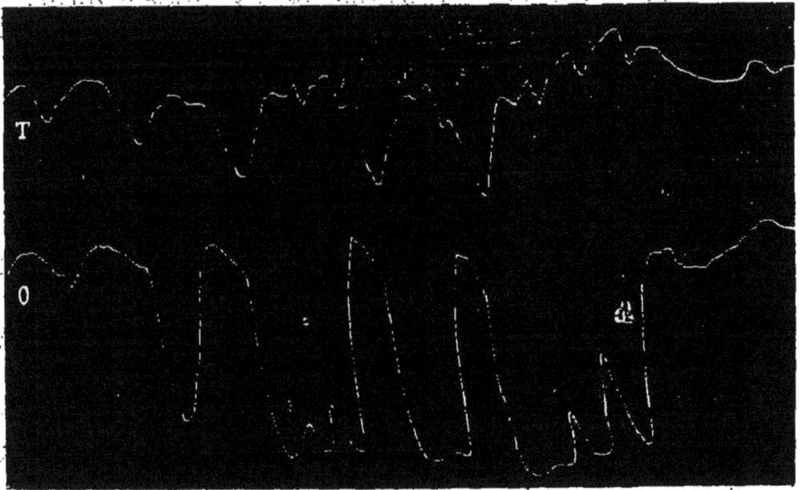

Fig. 12. — Tracés des mouvements thoraciques et abdominaux pendant la toux.

Au moment où la toux commence nous voyons sur les tracés de la fig. 12, l'abdomen se dilater brusquement et en même temps le thorax diminuer de volume ; puis au moment où l'abdomen, sous l'influence de la contraction des muscles de ses parois, diminue à son tour de volume, le thorax se dilate ; et ainsi de suite tant que dure la toux. Souvent la contraction des muscles expirateurs ne succède pas immédiatement à la brusque dilatation de l'abdomen ; il y a une sorte de temps d'arrêt pendant lequel les parois abdominales exécutent quelques oscillations ordinairement beaucoup plus marquées que celles du thorax, puis l'expiration se produit brusquement aussi. Par conséquent là encore, nous voyons l'action des muscles des parois abdominales devenir prépondérante, l'inversion des tracés nous le prouve. Mais le tracé de la toux diffère essentiellement de ceux de l'effort et du cri. Dans le cri, d'abord, ils ne présentent jamais la même régularité que dans la toux, et, en outre, l'amplitude des mouvements thoraciques ou abdominaux est toujours beaucoup moindre. Dans l'effort, l'amplitude peut être la même que dans la toux, mais alors le plus souvent le temps d'arrêt qui existe entre l'inspiration et l'expiration abdominales est plus long, et les oscillations qui existent là encore sur les tracés sont plus nombreuses et ont une amplitude bien moins grande. En outre elles sont généralement plus marquées sur le tracé thoracique que sur celui des parois de l'abdomen. En résumé, nous nous rattacherons à la définition de M. Béclard, mais en la complétant, et nous dirons :

La toux se compose d'une expiration brusque et sonore précédée d'une inspiration profonde ; cette expiration est produite par l'action des muscles des parois abdominales, et l'inspiration par celle du diaphragme à l'exclusion de tous les autres muscles.

§ IV. *De l'Éternument.*

Comme pour la toux, M. Longet fait consister l'éternument dans une inspiration violente provoquée par une action réflexe dont le point de départ est sur la muqueuse des fosses nasales. Mais là encore il n'a vu qu'une partie du phénomène. « L'éternument est un acte généralement involontaire, déterminé par une irritation vague du voile du palais. A cette sensation vague succède bientôt une inspiration profonde qui prépare le phénomène; cette inspiration est suivie par une expiration brusque et sonore, qui est l'éternument proprement dit, mais n'en constitue cependant que la dernière phase. »

Cette définition de M. Béclard est parfaitement exacte et nous nous y rattachons complètement. Nous allons seulement examiner comment le phénomène se produit en lui appliquant la méthode graphique. En d'autres termes, nous allons voir ce que deviennent le tracé thoracique et le tracé abdominal pendant l'éternument.

Considérons simultanément les deux tracés de la figure 13 pendant que l'éternument se produit. Nous avons mis cette analyse des phénomènes sous forme de tableau pour rendre plus claires les relations qui existent entre le tracé thoracique et celui de l'abdomen. Nous ne décrivons d'abord qu'un seul éternument.

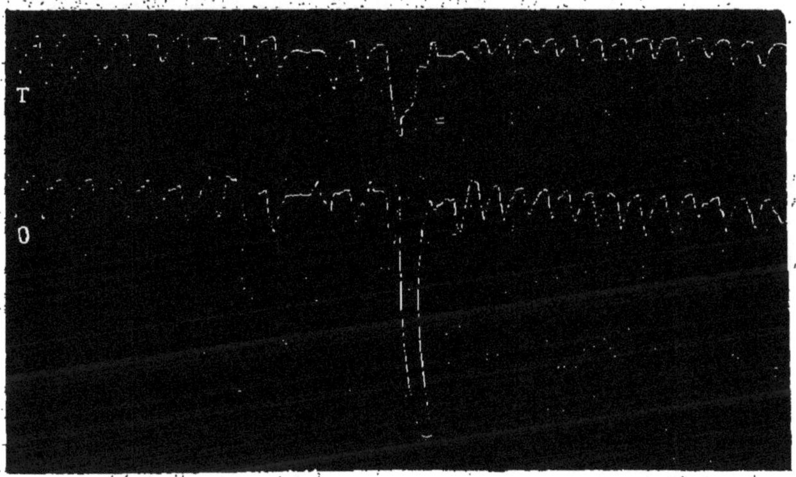

Fig. 13. — Tracés de l'abdomen et du thorax pendant un éternument.

	Thorax.	*Abdomen.*
1er Temps.	Inspiration profonde.	Inspiration un peu plus profonde qu'à l'état normale, suivie d'une petite expiration brusque.
2e Temps.	Expiration courte et brusque.	Inspiration extrêmement brusque et profonde.
3e Temps.	Expiration ralentie.	Arrêt en inspiration.
4e Temps.	Expiration courte et rapide.	Expiration extrêmement brusque et longue.

Après quelques oscillations les deux tracés redeviennent rapidement ce qu'ils étaient avant l'éternuement.

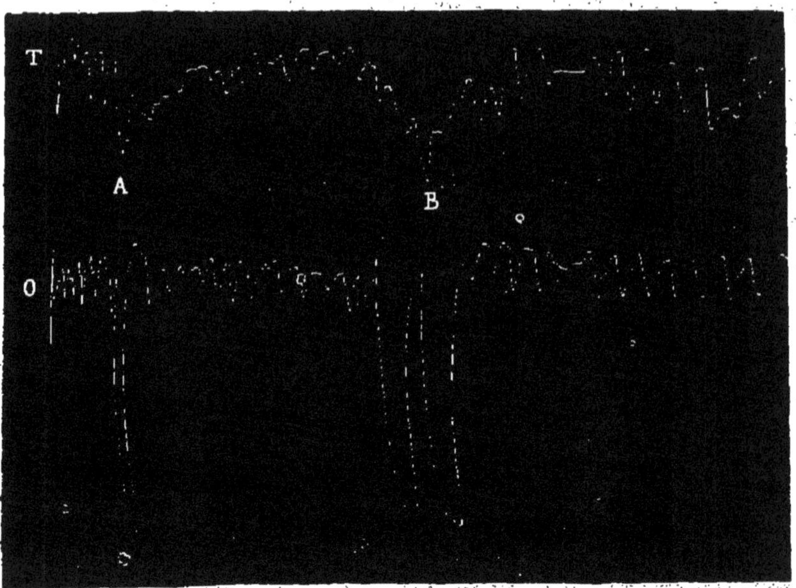

Fig. 14. — Tracés du thorax et de l'abdomen pendant deux éternuments successifs (B).

Voyons maintenant ce qui se passe quand il y a deux éternuments successifs dont nous avons un exemple sur la figure 14.

Dans ce cas, le tracé du premier éternument diffère essentiellement de celui que nous venons de décrire; il semble que le premier éternument ait été manqué et que celui qui lui succède immédiatement vienne le compléter. Sur le tracé du thorax l'axe s'abaisse assez rapidement du côté de l'inspiration par une série de quatre mouvements respiratoires dans lesquels l'inspiration l'emporte sur l'expiration. Sur le tracé abdominal on remarque avant l'inspiration brusque et profonde de l'éternument ordinaire, une série de trois petits mouvements respiratoires brusques et rapides qui se terminent par une expiration. L'expiration qui suit la grande inspiration ramène le tracé à sa hauteur normale. Puis après un léger temps d'arrêt, il se produit la petite expiration brusque qui rentre dans le premier temps de l'éternument suivant. La petite expiration qu représente le début du second éternument correspond exactement à la fin de la dernière et de la plus profonde des quatre inspirations thoraciques que nous avons signalées. Le second éternument présente absolument les mêmes détails qu'un éternument simple.

§ V. *De la Succion.*

La manière dont s'opère la succion chez l'enfant, la seule dont nous nous soyons occupé, est parfaitement établie. La bouche remplit le rôle d'une pompe aspirante et la langue représente le piston; il est nécessaire bien entendu, pour que le vide puisse se produire, que le voile du palais vienne s'appliquer sur la base de la langue et interrompre toutes communications entre la cavité buccale et les fosses nasales. Puis quand la bouche est remplie de liquide, le voile du palais se soulève, la déglutition a lieu et les phénomènes se reproduisent successivement dans le même ordre.

Si nous recherchons dans les auteurs ce que devient la respiration pendant ce temps, nous voyons que tous sont unanimes pour dire qu'elle n'est pas modifiée. La raison en est simple, les muscles des parois buccales et la langue agissent seuls dans la succion, d'un autre côté le voile du palais étant appliqué sur la base de la langue, l'air peut circuler librement entre les fosses nasales et la trachée. A coup sûr les faits peuvent se passer ainsi et on peut en faire facilement l'expérience sur soi-même; mais se passent-ils de même chez les enfants, tel a été le but de nos recherches.

Nous avons établi deux séries d'expériences; dans la première nous avons fait téter l'enfant à vide si nous pouvons ainsi dire; dans la seconde, nous le faisions téter au biberon. Disons tout de suite que les résultats auxquels nous sommes arrivé sont en complet désaccord avec ce que l'on avait admis jusqu'à présent : la respiration est profondément modifiée chez l'enfant pendant la succion.

Examinons les tracés pris quand c'était le doigt que l'on faisait sucer à l'enfant. Quelle que fût la manière dont respirait l'enfant avant le moment où commençait la succion, qu'il fût calme ou agité, qu'il criât ou qu'il fît des efforts, nous avons toujours observé les mêmes modifications des tracés. Aussitôt que l'on mettait le doigt dans la bouche de l'enfant et qu'il le suçait, le thorax devenait immobile et l'abdomen était agité de mouvements assez rapides, d'une amplitude peu considérable et irrégulière le plus souvent; de temps en temps on voyait un ou deux mouvements plus étendus

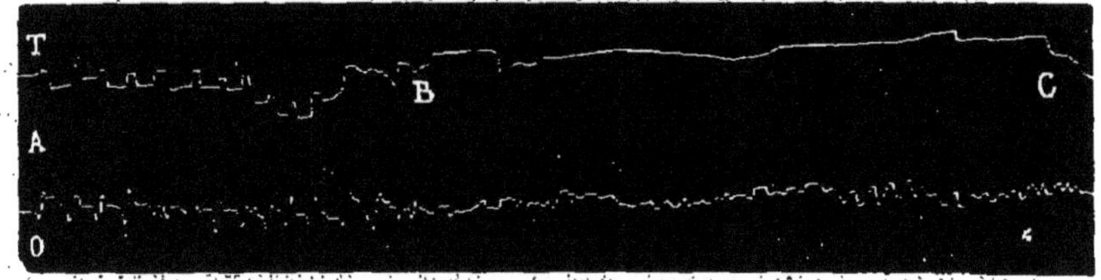

Fig. 15. AB cris et agitation, BC l'enfant suce le doigt de la nourrice.

de l'abdomen auxquels correspondaient de légers mouvements du thorax, mais sans que jamais la respiration reprît son type normal, quel que fût le temps pendant lequel la succion était prolongée.

Les tracés de la figure 15 en sont un exemple très-net. Ils ont été pris sur un enfant de quinze jours. Dans a première partie l'enfant criait et s'agitait; et nous avons là un type bien intéressant sur la façon dont est modifiée presque toujours la respiration chez les jeunes enfants, quand ces deux conditions se trouvent réunies: cris et agitation; pour ne citer qu'une des particularités que ces tracés présentent, nous voyons que l'inspiration abdominale se fait en deux temps séparés par un temps d'arrêt. A cette longue inspiration succède une expiration très-brusque. Revenons à la succion. Au moment où elle commence, le tracé thoracique devient une ligne presque droite, c'est à peine si l'on remarque quelques oscillations; puis au moment où la succion cesse, nous voyons réapparaître les mouvements thoraciques. Le tracé abdominal est aussi profondément modifié; au lieu des mouvements respiratoires assez réguliers qui existaient, il y a un grand nombre de petites oscillations très-rapides à amplitude, peu considérable et irrégulières, et cela pendant tout le temps que dure la succion.

Les faits tels que nous venons de les décrire sont de beaucoup les plus fréquents. Il est cependant quelques autres modifications des tracés qui, bien qu'en rapport avec les précédentes, en diffèrent un peu par quelques points. L'immobilité des parois thoraciques peut n'être pas aussi complète ; seulement alors les mouvements abdominaux sont plus lents et plus considérables. Dans d'autres cas le thorax et l'abdomen sont immobiles ; de temps en temps un mouvement d'une amplitude assez grande se produit, mais il est toujours plus marqué à l'abdomen qu'au thorax.

En résumé, dans le cas de succion à vide, comme nous l'avons appelée, il y a deux faits constants : immobilité plus ou moins complète du thorax et en revanche mouvements rapides des parois abdominales.

Faisons maintenant téter un enfant au biberon. Les choses ne se passent pas alors exactement comme dans le cas précédent, mais ici encore la respiration est profondément modifiée et ne ressemble en rien au type normal. Au moment où la succion commence, le thorax augmente de volume dans une proportion considérable, et cela sans que celui de l'abdomen varie. Le tracé pendant tout le temps que l'enfant tète n'est plus représenté que par une ligne sur laquelle on ne voit que des oscillations petites relativement aux grands mouvements de l'abdomen que nous allons décrire et auxquels elles correspondent.

Du côté de l'abdomen les modifications du tracé sont extrêmement intéressantes.

Sur la figure 16 dont les tracés ont été pris pendant

que l'enfant tétait, nous voyons d'abord que les mouvements respiratoires sont extrêmement ralentis. A une inspiration abdominale profonde et très-rapide, succède une

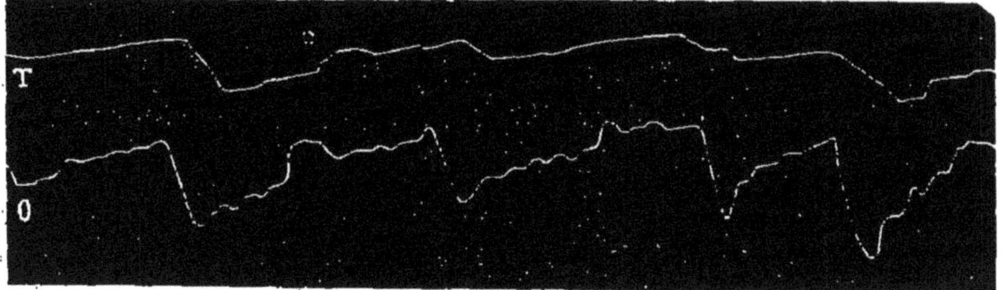

Fig. 16 — Mouvements de l'abdomen et du thorax pendant que l'enfant tète au biberon.

expiration extrêmement longue et ralentie : mais cette expiration n'est pas simple; elle se compose d'une série de mouvements très-fréquents et à amplitude très-petite; on pourrait presque dire que l'expiration abdominale se compose d'une foule de petits mouvements respiratoires, dont on ne retrouve presque aucune trace sur le tracé thoracique, qui n'est influencé que par les grands mouvements. Si nous nous reportons au tracé thoracique que nous avons donné d'une respiration extrêmement fréquente chez l'adulte, 180 ou 200 respirations par minute, nous constatons une ressemblance frappante entre ce tracé et le tracé abdominal d'un enfant pendant la succion.

Relativement au volume que conserve pendant la durée la succion, les deux cavités thoracique et abdominale, il existe une différence bien tranchée. Pendant tout ce temps le thorax reste fortement dilaté; l'abdomen à la fin de chaque expiration revient au contraire à son volume primitif.

En résumé, nous voyons que dans les deux cas où nous nous sommes placé, la respiration subit de profondes modifications. Dans les deux, les mouvements thoraciques sont presque complètement anéantis, mais plus cependant dans le premier que dans le second.

Dans le premier c'est à peine si on trouve sur le tracé abdominal quelques oscillations rappelant un mouvement respiratoires; dans le second, il existe bien des mouvements respiratoire, mais extrêmement ralentis et dont les deux temps ont lieu d'une façon tout à fait spéciale.

TROISIÈME PARTIE

Etude graphique de la respiration dans quelques affections des enfants.

CHAPITRE Ier.

GÉNÉRALITÉS.

Les auteurs qui se sont occupés des affections des enfants s'étendent plus ou moins longuement sur les résultats fournis par l'auscultation, mais en revanche ils ne consacrent que peu de lignes à la façon dont se fait la respiration; le plus souvent ils se contentent de dire qu'elle est plus ou moins accélérée. Il y a donc là une lacune, et notre but est de montrer que la pneumographie peut fournir des éléments précieux pour éclairer le mécanisme de certains phénomènes pathologiques. Nous devons avouer d'ailleurs que l'étude graphique de la respiration, dans les maladies des enfants, nous a présenté de telles difficultés, que nous ne pouvons énoncer que des résultats peu nombreux, et que nous devons nous tenir dans une grande réserve, quant à l'interprétation des faits.

Nous avons vu combien sont nombreuses les modifications que peuvent éprouver les tracés de respiration pris sur un enfant sain, même dans le cas de respiration normale. Nous avons pu les grouper et les ramener à quelques types principaux. Tel est le résultat qu'il faudrait atteindre dans la pathologie des enfants, en d'autres termes il faudrait pouvoir dire que tel tracé correspond à telle affection, à tel état pathologique, exactement comme pour les maladies du cœur. Mais les phénomènes sont tellement complexes, que pour y arriver, il faudrait avoir fait des recherches pendant plus de temps que celui dont nous avons pu disposer.

Les courbes respiratoires affectent les formes les plus variées chez les enfants malades. Si la plupart du temps elles se rapprochent plus ou moins de celles qu'on obtient à l'état normal, il est cependant des cas où elles s'en éloignent tellement qu'il serait presque impossible d'y reconnaître des tracés de respiration. Ces modifications extrêmement nombreuses peuvent se diviser en deux groupes principaux, suivant qu'elles ont ou qu'elles n'ont pas leurs analogues dans les modifications physiologiques. Prenons un exemple : Un enfant a une laryngite très-intense, il y a par suite gène à l'entrée et à la sortie de l'air; nous devrons obtenir dans ce cas un tracé semblable à celui que l'on a quand on respire dans un tube rétréci. C'est là une modification que nous avons étudiée dans notre partie physiologique et qui, par conséquent, doit être rangée dans le premier groupe. Mais, hâtons-nous de le dire, ces cas sont malheureusement de beaucoup les plus rares; le plus souvent on observe des modifications spéciales et qu'il est impossible de reproduire chez une personne bien portante, d'où la difficulté de l'interprétation.

Il est très-important de prendre simultanément le tracé du thorax et celui de l'abdomen en se conformant aux règles que nous avons établies, car ils peuvent ne pas être également modifiés. On voit même l'un des deux tracés restant normal, l'autre éprouver des modifications extrêmement importantes et curieuses.

Il y a encore un fait très-intéressant. Les tracés obtenus sur le même enfant à quelques minutes d'intervalle, peuvent n'être pas les mêmes si l'enfant dort ou est éveillé. Les modifications qui existaient pendant la veille peuvent disparaître en grande partie pendant le sommeil, et la respiration peut même redevenir presque normale. On pourrait en se fondant sur ce fait diviser en deux nouveaux groupes les modifications subies par les tracés : les unes persistant, les autres ne persistant pas pendant le sommeil. Mais là se présente une difficulté très-grande : c'est de pouvoir prendre les tracés pendant le sommeil. Comme nous n'avons pu le faire que deux fois, il nous est impossible de pouvoir rien préciser à ce sujet. Dans les deux cas qu'il nous a été donné d'observer, les modifications des tracés qui avaient entre elles de grandes analogies, n'ont pas persisté pendant le sommeil.

Dans l'interprétation des tracés obtenus chez les enfants malades, il faut bien se garder de conclure trop vite à une similitude avec une modification physiologique, pour ne pas être tenté d'attribuer la même cause au fait pathologique. Il faut souvent une grande attention pour ne pas commettre une semblable erreur; mais on finit toujours par trouver sur les tracés quelques particularités qui permettent de l'éviter.

Pendant que nous sommes sur ce sujet, il est un fait important qu'il ne faut jamais oublier. Nous avons dit que sur nos tracés la ligne inspiratoire était toujours descendante, la ligne expiratoire ascendante. Nous avons vu que si à l'état physiologique dans les cas où le tracé thoracique et celui de l'abdomen étaient inverses, c'était le tracé abdominal qui indiquait les mouvements de l'air. A l'état pathologique il n'en est pas toujours ainsi. Pour éviter de prendre le tracé des mouvements de l'air avec la muselière, ce qui serait extrêmement difficile chez les enfants, il faut avoir grand soin de déterminer à quoi correspond l'inspiration, à quoi correspond l'expiration sur le tracé thoracique. Pour cela il suffit d'approcher des lèvres de l'enfant une mince feuille de papier. Suivant qu'elle est attirée ou repoussée, il y a inspiration ou expiration. En considérant simultanément ses oscillations et celle de l'aiguille qui enregistre les mouvements du thorax, on détermine très-facilement sur le tracé l'inspiration et l'expiration.

Malgré toutes ces précautions, nous ne pouvons nous dissimuler toutes les difficultés que nous présentent l'interprétation des tracés. Bien que l'étude de la respiration normale chez l'enfant nous permette de distinguer les phénomènes qui reconnaissent une cause exclusivement physiologique, la tâche est encore trop compliquée pour que nous ayons la prétention d'élucider complètement la pneumographie pathologique, comme nous le disions en commençant. Quelques points sont cependant pour nous parfaitement nets, nous les exposerons en terminant. Nous allons d'abord étudier un certain nombre de faits beaucoup plus compliqués, plutôt comme exemple des difficultés que l'on rencontre, que comme résultats parfaitement clairs et précis.

CHAPITRE II

A l'état pathologique la respiration peut affecter un mode spécial qui a été désigné par les auteurs sous les noms divers de respiration suspirieuse, de respiration saccadée, de respiration plaintive.

Ce mode respiratoire paraît se rencontrer surtout dans les affections du poumon dans lesquelles les mouvements respiratoires ne peuvent s'effectuer sans produire une sensation douloureuse plus ou moins vive. Il n'est pas constant et n'apparaît que par intervalles.

Nous avons pu nous assurer qu'il disparaissait complètement pendant le sommeil et c'est ce qui nous fait croire que, c'est plutôt à une sensation douloureuse qu'à toute autre cause qu'on doit l'attribuer. Les tracés fournis par ce mode repiratoire subissent, suivant les cas, un certain nombre de modifications qui peuvent être toutes rapportées cependant à un type unique que nous allons décrire.

FIG. 17. — Respiration plaintive. — Occlusion de la glotte à l'expiration. (Obs. I.)

Du côté du thorax l'inspiration est un peu plus rapide qu'à l'état normal, mais la phase expiratoire est toujours prolongée. Tantôt cette expiration présente des sinuosités peu marquées, tantôt elle se divise en trois temps bien marqués : 1° une demi-expiration; 2° un arrêt; 3° une demi-expiration. Entre ces deux formes extrêmes on peut trouver des modifications intermédiaires se rapprochant plus ou moins de l'une ou de l'autre. Dans le cas de deux demi-expirations séparées par un arrêt complet nous avons constaté qu'il y avait occlusion de la glotte et que,avant et après, l'air s'échappait avec une certaine force et souvent avec un bruit plaintif. Il est permis d'en conclure que dans le premier cas, c'est-à-dire lorsque l'expiration est simplement prolongée, c'est encore la glotte qui entrave la sortie de l'air, mais alors d'une manière régulière pendant tout le temps de l'expiration.

Le tracé abdominal est plus compliqué et beaucoup plus difficile à interpréter. Dans le cas où l'occlusion de la glotte est complète, voici le tracé abdominal que l'on obtient : l'inspiration abdominale correspond à l'inspiration thoracique, elle est suivie d'une petite expiration qui coïncide avec le premier temps de l'expiration thoracique, puis au moment où la glotte se ferme, il se produit une nouvelle inspiration abdominale aussi profonde que la première et un arrêt en inspiration qui se prolonge autant que la fermeture de la glotte. Enfin une expiration abdominale complète se produit au moment où la glotte s'ouvre pour permettre au thorax sa demi-expiration terminale. On ne peut pas considérer comme une véritable inspiration l'augmentation du volume de l'abdomen qui se produit au moment de la fermeture de la glotte ; on pourrait plutôt expliquer cette série de phénomènes par un effort abdominal commençant avant l'inspiration, se prolongeant pendant toute sa durée et ne disparaissant qu'après. Cet effort semble avoir pour but de diminuer l'amplitude de l'inspiration et d'atténuer ainsi la douleur qu'elle produit.

Lorsqu'il y a seulement occlusion incomplète ou très-courte de la glotte le tracé abdominal peut présenter exactement le même type que celui que nousvenons de décrire. Seulement l'arrêt en inspiration étant très-court, on obient une sorte de respiration dicrote qui est bien marquée dans le tracé de la figure 18.

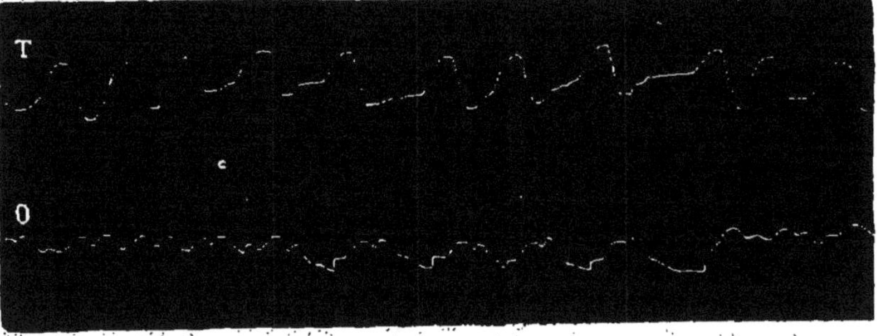

Fig. 18. — Respiration saccadée. — Tracé abdominal dicrote. (Obs. 2.)

Mais ce n'est pas là le cas plus habituel et le plus souvent

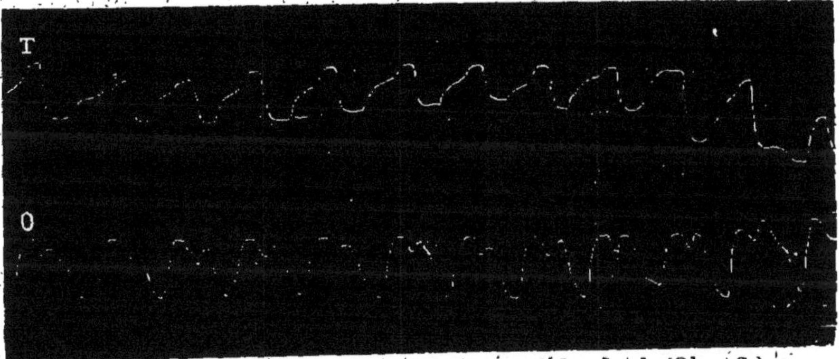

Fig. 19. — Autre forme de dicrotisme abdominal. (Obs. 2.)

le tracé abdominal présente les caractères singuliers que nous allons décrire. A l'inspiration thoracique correspond une très-petite inspiration abdominale suivie d'une expiration à peu près égale à l'inspiration et qui se produit au début de l'expiration thoracique. Mais immédiatement après cette petite expiration l'abdomen se dilate d'une manière considérable de façon à simuler une inspiration profonde.

Enfin une grande expiration se produit au moment où l'expiration thoracique touche à sa fin. A première vue le tracé abdominal et celui du thorax semblent être inverses, c'est par la comparaison avec le tracé précédent que nous avons pu nous convaincre que cette inversion n'était qu'apparente. Du reste, comme pour les tracés précédents, nous pensons qu'il s'agit ici d'un effort abdominal ayant pour but d'atténuer l'amplitude de l'inspiration. La contraction des muscles expiratoires de l'abdomen cessant dans le cours de l'expiration, produit alors cette dilatation de l'abdomen qui simule une inspiration.

Voici le résumé des observations des petits malades sur lesquels ont été pris les tracés présentant les modifications que nous venons de décrire.

OBSERVATION I (Résumé). — Comtesse Victor, 2 ans et demi entre le 4 novembre à l'infirmerie de l'hospice des Enfants-Assistés, avec de la diarrhée et une température oscillant aux environs de 40°. Il n'y a rien d'anormal dans la poitrine. Cet état dure jusqu'au 16 sans modifications appréciables. Le 16 on entend quelques râles muqueux du côté gauche, le 22, râles muqueux à la base du poumon gauche et dans tout le poumon droit ; un peu de dyspnée. L'enfant est très-abattu, la température s'abaisse à 39° 6 ;

jusqu'au 26 les râles deviennent de plus en plus abondants; des abcès se forment sur différents points du corps. Le plus souvent, le petit malade est plongé dans une somnolence dont on peut à peine le faire sortir. Les moindres mouvements lui font pousser des gémissements; le cri est éteint. La température du 22 au 26 a décru graduellement : le 22 novembre 39°6, le 23 39°2, le 24 38°2, le 25 38°6.

Ce petit malade nous a fourni les tracés de la fig. 17. Ils ont été pris le 23 novembre.

Nous en avons recueilli deux sur lui le 25 novembre que nous ne pouvons passer sous silence.

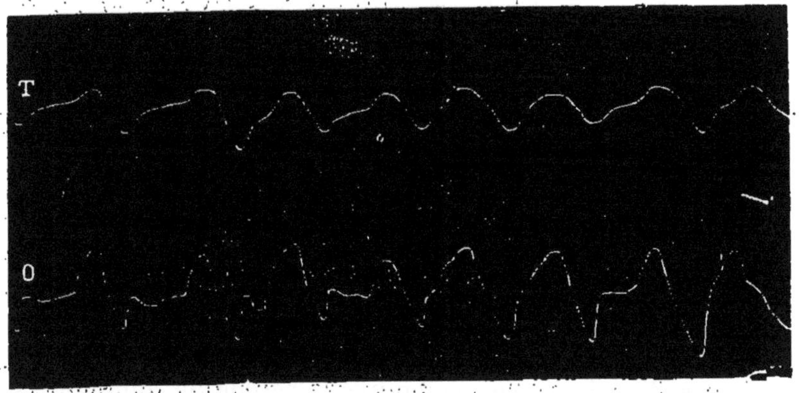

Fig. 20. — Respiration plaintive avant le sommeil. (Obs. 1.)

Sur la fig. 4, l'expiration thoracique n'est plus que prolongée et il n'y a pas fermeture complète de la glotte. L'expiration abdominale au contraire se fait en trois temps, et le temps d'arrêt en demi-expiration est d'autant plus marqué que le rétrécissement de la glotte est plus considérable; on peut s'en rendre compte en comparant le tracé abdominal et le tracé thoracique. Au moment où nous prenions ces tracés, l'enfant qui avait été réveillée pendant que nous placions les pneumographes recommençait à s'endormir.

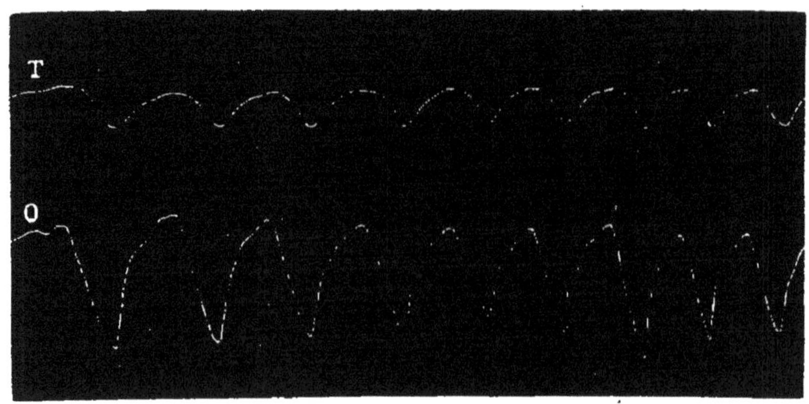

Fig. 21 — Même tracé pendant le sommeil. (Obs. 1.)

Les tracés de la fig. 21 font suite immédiatement à ceux de la fig. précédente. Mais alors l'enfant était complètement endormi. Nous voyons que les particularités qui existaient pendant la veille ne se retrouvent plus pendant le sommeil; il y a seulement un peu d'expiration prolongée.

Nous avons donc ici un exemple frappant de modifications pathologiques disparaissant pendant le sommeil. Si l'on songe que lorsque l'enfant dort, la douleur que lui cause l'inspiration ne peut plus être perçue, on comprendra comment nous avons été amené à considérer les modifications des tracés comme causées par la douleur que l'enfant cherche à éviter en atténuant l'amplitude de l'inspiration par la contraction des muscles abdominaux.

Observation II (Résumé). — C'est sur cet enfant que nous avons recueilli les tracés des figures 18 et 19.

Massot, Louise-Agnès, née le 2 décembre 1871, est entrée le 26 octobre 1875 à l'infirmerie des Enfants-Assistés. Enfant très-amaigrie et qui a certainement souffert. On trouve des râles muqueux dans les deux poumons en arrière, mais plus abondants à droite qu'à gauche et prédominant au sommet, où ils présentent un timbre cavernuleux. A ce niveau retentissement du cri. T. R. 38°.

27 octobre. Diarrhée glaireuse. Boit bien le lait de chèvre. Souffle caverneux au sommet gauche. Toux fréquente, T. R. 39°, le 28 T. R. 38°4. Jusqu'au 5 novembre l'état reste à peu près le même.

6 novembre. Souffle intense avec retentissement du cri et râles caverneux à la base du poumon droit. Pouls 172. T. R. 39°2. Resp. 48.

Le 15, les bruits caverneux sont de plus en plus caractérisés et leur intensité de plus en plus grande. Pouls 148. T. R. 39°6.

Le 20, la petite malade ne mange plus du tout. Pemphigus. Pouls 160. T. R. 39°°6.

Le 21, pouls 140. T. R. 39°.

Le 22, pouls 160. T. R. 39°

Le 23, odeur fétide de l'haleine; T. R. 37°. Mort à 3 heures du soir.

A l'*autopsie*, on trouve des granulations tuberculeuses à la surface du foie et de la rate : dans les ganglions mésentériques, dans l'intestin où il y a des ulcérations, et enfin dans les méninges, mais sans traces de méningite. Les deux poumons sont remplis de tubercules et de cavernes dont quelques-unes assez volumineuses. Ces lésions sont surtout marquées dans le poumon droit. Enfin, les ganglions bronchiques et trachéaux sont très-volumineux et caséeux.

Les courbes respiratoires de cette enfant ont été prises presque tous les jours depuis son entrée à l'hôpital jusqu'à sa mort. Il nous est malheureusement impossible de les reproduire toutes ici, bien que leur comparaison ait un intérêt véritable. On voit les modifications des tracés qui, au début, étaient sensiblement les mêmes que sur la fig. 18 (tracés pris le 4 novembre), devenir graduellement ce qu'elles sont sur la fig. 19 (tracés pris le 23 novembre, jour de la mort).

Dans la pneumonie, les tracés que nous avons obtenus, ont toujours présenté les mêmes caractères. Aussi nous n'en citerons ici que deux exemples :

Suivant MM. Rilliet et Barthez, la respiration est tantôt régulière, égale; tantôt, au contraire, elle est courte, plaintive, abdominale et saccadée. Parfois l'inspiration se fait normalement, l'expiration seule étant difficile à son commencement, semblant exiger un effort et devenir un phénomène actif et non passif. Nous n'avons pas remarqué de modes respiratoires analogues aux deux derniers qui se rapprochent beaucoup de ceux que nous venons de décrire. Toujours nous avons observé une respiration régulière, mais présentant des modifications importantes.

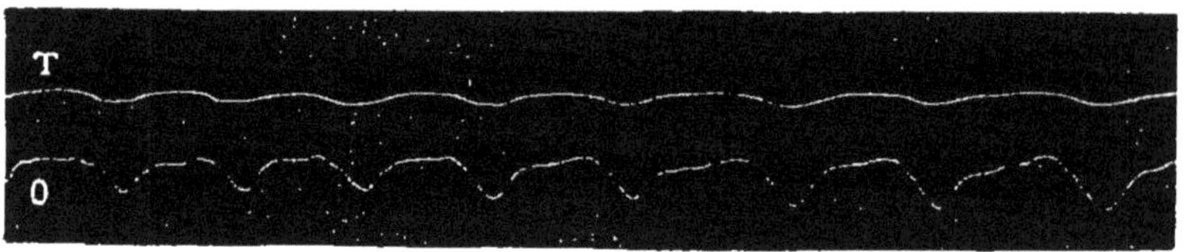

Fig. 22. — Respiration dans la pneumonie. (Obs. 3.)

L'amplitude des mouvements respiratoires du tracé thoracique est considérablement diminuée. Ils ne sont plus représentés que par des oscillations légères, mais parfaitement régulières. Ce caractère est constant et se trouve dans tous nos tracés de pneumonie.

Du côté de l'abdomen, au contraire, l'amplitude n'est

pas sensiblement modifiée; seulement nous voyons les deux temps de la respiration s'allonger beaucoup. Tantôt

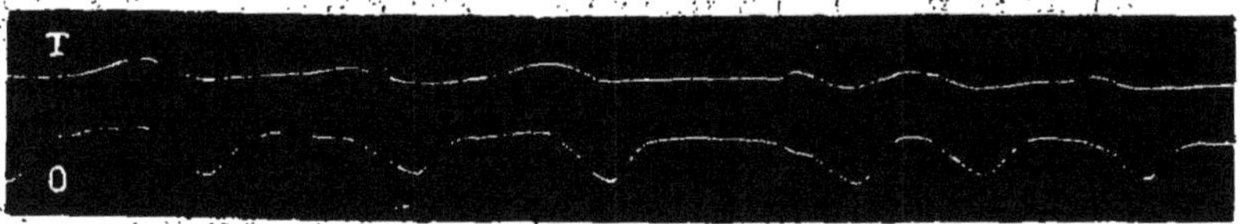

Fig. 23. — Pneumonie. (Obs. 4.)

cette augmentation de durée porte surtout sur l'expiration comme dans la fig. 22, c'est le cas le plus ordinaire. Tantôt elle porte surtout sur l'inspiration comme dans la figure 23. Mais même alors on voit, de temps en temps, le rhythme changer et l'allongement se reporter sur l'expiration. Quand c'est l'expiration qui augmente de durée, elle se fait en deux temps bien tranchés : dans le premier, elle est rapide ; dans le second, elle est extrêmement ralentie. Quand c'est l'inspiration, au contraire, qui devient plus longue, elle ne présente pas ces deux temps ; elle se fait lentement et graduellement, et c'est à peine si à la fin elle devient un peu plus rapide.

En résumé, ces tracés respiratoires sont analogues à ceux que l'on obtient à l'état physiologique, quand on fait une gène soit à l'inspiration, soit à l'expiration. Nous sommes en droit de conclure que dans la pneumonie, le fait qui influence le plus le rhythme respiratoire, c'est la gène qui existe à l'inspiration et à l'expiration, mais cependant c'est surtout l'expiration qui paraît le plus souvent gênée. Ces faits sont tellement nets que nous n'y insistons pas davantage, et que nous nous contentons de citer les observations des deux malades sur lesquels nous avons pris les tracés des fig. 6 et 7.

Observation III (Résumé). — Nogues (Alfred), né le 30 avril 1873, est entré, le 28 mai 1875, à l'infirmerie des Enfants-Assistés, pour rougeole parfaitement caractérisée.

30 mai. Il a de la diarrhée verte. A l'auscultation, souffle expiratoire et retentissement du cri à la base gauche. Pouls, 124.

Le 31. Pouls, 140. T. R., 40°,8.

1er juin. Pouls, 160. T. R., 41°,2. Resp. 66.

Le 2. Diarrhée et agitation. Les signes d'auscultation sont les mêmes à gauche, mais se sont étendus. Souffle et retentissement du cri à droite. Pouls, 160. T. R., 41°,8. Resp. 64. Mort à onze heures du soir.

A l'*autopsie*, on constate entre autres une pneumonie lobulaire de la moitié du lobe inférieur gauche et du lobe inférieur droit.

Observation IV (Résumé). — Brédel (Émile), né le 5 août 1874, est entré le 21 mai 1875, à l'infirmerie des Enfants-Assistés pour une rougeole.

Le 29. La peau est brûlante. A l'auscultation, souffle aux deux temps dans le poumon droit. T. R. 40°,2.

L'état va en s'aggravant jusqu'au 17 juin. Le souffle est devenu plus intense du côté droit ; râles abondants dans les deux poumons.

Le 18. Mort à trois heures du matin.

A l'*autopsie*, on constate une pneumonie lobulaire au troisième degré dans le lobe inférieur du poumon gauche ; le lobe supérieur est sain. A droite, pneumonie lobulaire moins avancée dans les parties déclives.

Il est enfin un dernier fait que nous voulons citer comme exemple frappant de modifications pathologiques parfaitement semblables à celles que la même cause produit à l'état physiologique. Voici d'abord l'observation du petit malade.

Observation V (Résumé). — Nicolas (Louis), né le 20 juin 1867, est entré à l'hospice des Enfants-Assistés, le 25 octobre 1875. On constate que la respiration est rude, la voix éteinte ; l'air arrive mal dans la poitrine où l'on n'entend cependant pas de râles ; salivation muco-purulente ; rien à la gorge. Le soir, il a un accès de suffocation. T. R., 38°,6.

Le 26. La respiration est plus calme, mais les deux côtés de la poitrine sont remplis de râles. Pouls, 120. T. R., 38°,5,

Le 27. Mêmes signes à l'auscultation ; l'aphonie persiste. Crachats muco-purulents très-abondants. Pouls, 112. T. R., 38°,6.

Cet état s'améliore progressivement jusqu'au 3 novembre. Mais alors les symptômes s'aggravent de nouveau, et le 4 novembre, la température s'élève à 40°,4. Le lendemain, éruptions de varioloïde, mais qui se fait mal. En même temps, les râles reviennent plus abondants dans les deux poumons ; la dyspnée augmente. Enfin, les symptômes vont en s'aggravant jusqu'au 17, jour où l'enfant est repris par les parents.

En résumé, ce petit malade a été atteint de laryngo-bronchite.

Les tracés de la fig. 24 ont été pris le 4 novembre, le jour où les accidents ont reparu. Les temps de la respiration sont manifestement allongés, l'inspiration surtout. Or, si nous nous reportons encore aux expériences de M. Marey et de M. Bert sur l'influence des gênes sur la respiration, nous voyons que c'est lorsqu'il existe une gêne aux deux temps de la respiration que l'on constate des faits semblables. C'est ce qui avait lieu, en effet, dans ce cas où

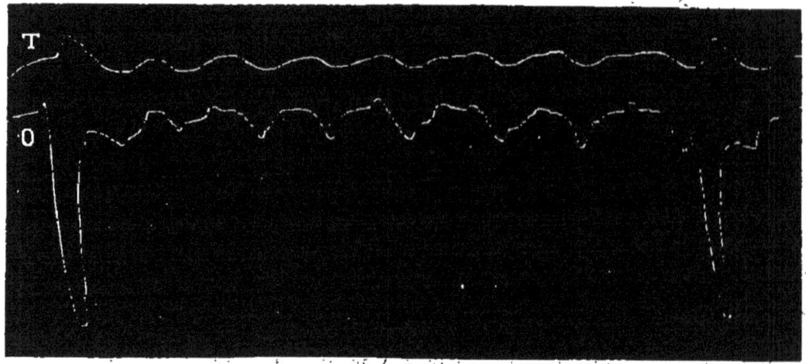

Fig. 24. — Laryngo-bronchite. (Obs. 5.)

la laryngite était très-intense et où, par conséquent, l'air circulait difficilement à travers le larynx. Sur le tracé, dont la fig. 8 n'est qu'une partie, on remarquait, toutes les six ou huit respirations, une respiration profonde exclusivement produite par le diaphragme et les muscles abdominaux, puisque le tracé thoracique et le tracé abdominal sont inverses. Il y a deux de ces respirations sur la figure. Ils semblent indiquer que les respirations étaient insuffisantes, et que, de temps en temps, un mouvement respiratoire, beaucoup plus ample, venait les suppléer pour satisfaire aux besoins de l'hématose.

Paris. A. Parent, imprimeur de la Faculté de Médecine, rue Mr-le-Prince, 31.

www.ingramcontent.com/pod-product-compliance
Ingram Content Group UK Ltd.
Pitfield, Milton Keynes, MK11 3LW, UK
UKHW022138190726
13855UKWH00003B/1214

9 782013 575584